多文化共生の
医療社会学

中国帰国者の語りから考える
日本のマイノリティ・ヘルス

小笠原理恵 著

大阪大学出版会

はじめに

　本書は 2017 年 3 月にまとめた博士学位論文「日本の医療における文化的および言語的マイノリティ住民 —— 中国帰国者と英語話者からみる日本の医療 ——」を基盤に、その内容の中でも特に中国帰国者に焦点をあてたものである。副題にある中国帰国者（以下、帰国者）とは、第二次世界大戦時に国策による開拓団などで中国東北地方へ移住し、戦況の悪化で現地に取り残された日本人（中国残留孤児・婦人）のうち、日本と中国の国交が回復した 1972 年以降に日本への永住帰国を果たした人びとおよびその家族をさす。私が文化的および言語的マイノリティ住民の中から、特に中国帰国者を取り上げたのには理由がある。ある帰国者 1 世の入院に際して、ボランティア通訳者として立ち会った経験がそれである。その経験をひとつの事例として以下に紹介することから始めたい。

　患者は 60 代男性、中国帰国者 1 世（日本帰国後 30 年以上）。背中に重度の低温やけどを負い、自宅近くの総合病院に救急搬送された。搬送先の病院で皮膚の移植手術が必要と判断され、地域の基幹病院に転院した。患者は日本名で日本国籍を持っているものの、日本語はほとんど出来なかった。基幹病院の担当看護師は、彼が奥さん以外とは会話を交わさず、ひたすら従順な患者であるこ

i

とに心を悩ませていた。人づてで声がかかり、私は通訳ボランティアを引き受けた。患者に困ったことがないか中国語で尋ねると、患者と奥さんは穏やかな笑顔で「何もありません」と返答した。皮膚の移植手術に際して、患者とその家族と通訳者である私を交えて、担当医による手術の説明と患者による同意書への署名（いわゆるインフォームド・コンセント）の機会が設けられた。患者と家族はほとんど質問をすることもなく、同意書にサインをした。しかし担当の看護師は、このインフォームド・コンセント以降も、ただただ従順な患者の様子を見るにつけ、患者と家族が本当に適切に状況が理解できているのかを心配し続けた。特に看護師が心配したのは、術後のケアに対する理解であった。皮膚の移植手術では、どれだけ手術がうまくいったとしても術後のケアがうまくいかなければ、手術したことが逆効果になりかねず、それを防ぐためには患者本人はもとより家族の協力が不可欠である。担当看護師の要望を受け、私は数回にわたって、皮膚移植手術は術後が非常に大切なことを説明し、24時間体制で家族が付き添えるか、術後の指示が遵守できるかなどを、患者と奥さんに確認した。患者と奥さんは、その都度「はい、大丈夫」と繰り返した。そして皮膚の移植手術は、予定通りに終了した。しかし、看護師の懸念は現実となり、患者と奥さんは術後の指示が順守できなかった。奥さんは術後一日目から24時間体制で付き添うことはなく、患者は厳しく制限されていたにもかかわらずベッドの上で勝手に何度も体位を変えたりしたため、移植した皮膚がうまく生着しなかった。結局、基幹病院で再手術が行われることもなく、そのまま自宅近くのリハビリ病院へ再転院した。患者および家族は、最後まで従順に言われたままを受け入れていた。

　私は30歳で渡米し、米国アリゾナ州のコミュニティカレッジで看護学を学んだ。胃がんの再発で終末期に入った父を、数か月という短い期間ではあったが母とともに看病したことが、米国で看護学を学ぶことを決意したきっかけである。研究者であった父は、常に「これからは女性も手に職を持たなければいけない」と私に言い続けた。父の死後、それまでは医療の「医」の字にも興味がなかった私が看護学に目覚め、どうせ一からやるならば世界でやりたいという志を抱いて渡米した。米国で看護師の資格を得た

後は、中国上海市に渡り、中国で初めて外資が投入されたという外資系の医療機関に勤めた。ありがたいことに、私は今にいたるまで心身ともに健康で、自分自身が患者として医療の恩恵を受けたことがほとんどない。日本の医療についても、医療現場はおろか、その成り立ちや制度など、ほとんど何も知らなかった。そんな私にとって入り口となった医療の現場は米国であり、中国の大都市上海であった。個人の意思が明白に表現されることが多いこうした地域で、10年近く医療の現場に身をおいたが、この事例のような「ひたすら従順」という患者には出会ったことがなかった。日本の医療をまったく知らず、米国と中国の医療現場で培った「あたりまえ」を抱えた私にとって、先の帰国者 1 世の事例体験は強烈であり、理解不能だった。

　この事例では、ボランティア通訳を介することで、患者の知る権利や話す権利も、医療機関の説明責任も、表面上は果たされている。患者や家族からのクレームもない。しかしながら、病気の治療や治癒という医療の根本において、理想的なアウトカムからはかけ離れてしまった。ボランティア通訳として介入した私の語学力の未熟さはあっただろう。しかし、この事例に関しては、ことばの問題だけが要因であったとは到底思えない。ほかのもっと大きな「何か」が欠けていると感じた。そして、それが中国帰国者という社会的マイノリティに帰属することに端を発しているのではないかと考えた。詳しくは第 6 章で述べるが、中国帰国者たちに用意されていた日本社会への定着支援が、厳しい同化政策に則って進められてきたことは、今では自明の事実として反省とともに多く記述されている。帰国者らは、「日本社会に入るためには自分の意見を押し殺し」（山田 2007）、「『受け身的な適応』を余儀なくされ」（小田 2000）生活してきたために、命を扱う医療の場面においても自らの意思を表に出せないでいるのではないか？　医療側にはこうした患者の事情をくみ取る配慮に欠けている部分があるのではないか？　患者からのクレームがないことに甘えてはいないか？　私にはこうした疑問が沸々と湧いてきた。そして、帰国者が日本の医療とど

iii

のように向き合ってきたのかを理解したいと思った。

　中村（2013a）は、「マージナルな集団にこそ、本質的な課題が集約されている」と指摘する。中国帰国者は、まさに日本社会の辺境に位置するもっともマージナルな集団のひとつである。彼らがどのように日本の医療に向き合っているかを理解することは、日本の医療そのものを見直すことに深くつながり、果たしてこれは帰国者だけの問題なのかという問いを浮かび上がらせる。日本語がわからない外国人など、ことばや文化背景が異なるマイノリティ住民が、特別な障壁を抱えながら日本で医療を受けていることは容易に想像できる。

　本書では、マイノリティ住民の一集団として、特に中国帰国者に焦点を当てているが、いうまでもなくマイノリティ住民は多様である。定住化が進む日系南米人や、急速に増加しているベトナム人など、留意すべきマイノリティ住民は多い。中国帰国者に見られる課題が、すべてのマイノリティ住民に当てはまるとは限らないし、他のマイノリティ住民が中国帰国者には見られない課題を抱えていることは十分に考えられる。そのすべてに言及することは不可能であり、その点は本書の大きな限界である。しかし、中国帰国者にスポットを当てることは、少なくとも、中国帰国者に代表されるような極めて特異なマイノリティ集団が、社会のグローバル化という大きな流れの片隅に潜在している事実を忘れないための一助になると考える。そして、歴史的な社会背景を整理したり統計などを用いたりすることから、帰国者に限らず、日本社会における文化的および言語的マイノリティ住民全体の医療についても、本書の中で可能な限り言及していきたい。

　今後さらなる多様化を迎えるにあたり、本書がマイノリティ住民の健康とそれを支える保健医療の問題を議論するうえでの、たたき台としての役割を果たすことを強く願っている。

目　次

はじめに　ⅰ

第1章　日本のマイノリティ・ヘルス ——————————— 1

1．マイノリティ・ヘルスとは　1
2．日本社会の多文化化と医療　2
3．文化的および言語的マイノリティとは　4
4．「医療は文化である」　6
5．日本におけるマイノリティ・ヘルスの課題　7

第2章　統計からみる日本のマイノリティ人口の動態 ——— 9

1．多国籍化と多様化の推移　9
2．文化的および言語的マイノリティの分類　11
   2.1　外国籍住民　11
   2.2　外国籍訪問者　13
   2.3　外国籍その他　13
   2.4　日本籍マイノリティ　14
3．マイノリティ人口の近年の動態　17
   3.1　外国籍住民の全体像　17
       定住型住民／滞日型住民
   3.2　外国籍訪問者　25
       短期滞在者／医療滞在者
   3.3　外国籍その他　27
       有効な在留資格を持たない人びと／難民認定申請者
       もしくは異議申し立て中の人びと／無国籍の人びと

v

3.4　外国籍の「出生」と「死亡」に関する動態　　31
　　　　　出生／死亡
　　3.5　日本籍住民　　40
　　　　　帰化した人びと／父母の一方が外国人である人びと
　　　　　／中国帰国者
　　3.6　日本籍訪問者（海外在留邦人）　　43
　　3.7　日本語指導が必要な児童生徒　　44
4．統計からみる保健・医療・福祉にまつわる諸問題　　46
　　4.1　母子保健の問題　　46
　　4.2　高齢化の問題　　48
　　4.3　医療サービスを必要とする
　　　　　マイノリティ人口の脆弱性　　49

第3章　外国籍住民にまつわる社会保障制度の変遷 ──── 55

1．第二次世界大戦後（1945年以降）　　55
　　1.1　「ねじれた日本国憲法」　　55
　　1.2　外国人登録令　　57
　　1.3　国民健康保険法　　57
　　1.4　被用者保険　　58
　　1.5　労働者災害保険　　59
　　1.6　生活保護法　　59
　　1.7　出入国管理令第24条　　60
　　1.8　母子保健法・児童福祉法　　61
2．国際人権規約と
　　難民の地位に関する条約（1979年以降）　　62
　　2.1　「黒船となったインドシナ難民」　　62
　　2.2　国民健康保険の適用　　63
　　2.3　国籍法　　63

3．出入国管理及び難民認定法の改正（1990 年以降）　64

   3.1　ニューカマーの急増　64

   3.2　国民健康保険　64

   3.3　被用者保険　65

   3.4　労働者災害保険　66

   3.5　生活保護法　66

   3.6　医療費未払いに対する救済措置　66

   3.7　無料低額診療事業　67

   3.8　公衆衛生法　68

   3.9　母子保健法・児童福祉法　68

4．新たな在留管理制度の導入（2009 年以降）　69

5．マイノリティ住民支援の取り組み　69

   5.1　自治体による取り組み　69

   5.2　各地における医療通訳の取り組み　70

   5.3　保健医療分野の支援団体における取り組み　72

   5.4　医療機関における医療通訳の取り組み　73

   5.5　医療機関におけるその他の取り組み　74

第 4 章　マイノリティ・ヘルスに関する研究の動向
── 欧米と日本 ── ─────────────── 77

1．欧米諸国における先行研究　77

   1.1　統計データに基づいた調査研究

     ── 米国と英国の格差の可視化 ──　78

      米国の *Unequal treatment* ／米国保健福祉省の取り

      組み／英国保健省の取り組み

   1.2　医療現場からの調査研究　83

      マイノリティ患者の問題点／医療通訳の有効性／医

      療通訳者の質／医療通訳者の役割／医療通訳の限界

／終末期ケアにおける医療通訳

2．日本における先行研究　　90

　2.1　マイノリティ住民の
　　　　保健医療に関する調査研究の変遷　　90

　2.2　医療現場におけることばの問題　　91

　　　　医療機関側からの調査研究／マイノリティ患者側から
　　　　の調査研究／医療通訳の必要性／医療通訳の問題点

　2.3　ことば以外の問題　　96

　　　　医療機関側からみた問題／マイノリティ患者側から
　　　　みた問題／高齢者医療と介護の問題／疾患に関わる
　　　　問題

　2.4　健康の社会的決定要因　　99

　2.5　格差を可視化した研究調査　　100

3．先行研究からの課題　　101

第5章　医療現場におけるマイノリティ患者対応 ———— 105

1．背景 —— 皆保険制度を核とした日本の医療 ——　　105

2．医療現場における調査の概要　　106

　2.1　調査目的　　106

　2.2　調査地について　　107

　2.3　調査内容　　108

　2.4　倫理的配慮　　108

3．調査結果　　108

　3.1　属性と対応経験の有無　　108

　3.2　言語コミュニケーションの問題　　110

　　　　英会話力の自己評価／マイノリティ患者・家族の日
　　　　本語会話力／日本語が通じなかったときの対応方法
　　　　／日本語が通じなかったときの相互理解の程度／日

本語が通じなかった患者・家族との間に誤解が生じ
た経験／誤解の内容／ことばの壁がもたらす弊害

3.3 医療通訳について　116
マイノリティ患者・家族対応に必要なもの／特に必要
な医療通訳の言語／病院スタッフが求める医療通訳

3.4 文化や習慣などの違いに起因する問題　122
マイノリティ患者・家族対応で苦慮した点／文化や
習慣などの違いに起因する苦慮／これまでの対応で
は足りなかったもの／語学・多文化研修

3.5 マイノリティ患者・家族対応への思い　127
マイノリティ患者・家族への要望／積極的な思いと
消極的な思い／ことばの壁に対応する責任の所在

4. 調査の限界　131

5. 今後の課題　132

第6章　中国帰国者の概要 ——————— 135

1. 中国帰国者とは　136

2. 日本帰国までの経緯　137

2.1 日中国交回復まで　137

2.2 日中国交回復以降　138

3. 日本帰国後の生活と公的支援　139

3.1 定着への支援　139

3.2 日本で生活することの苦悩　140

3.3 国家賠償請求訴訟　141

3.4 新たな生活支援策　142

4. 保健・医療・福祉の問題　143

5. 平成27年度版実態調査からみる
健康と医療受診の状況　145

6．ふたつのフィールドワークから　146

　　6.1　中国帰国者交流会での
　　　　ボランティア活動（兵庫県）　146

　　6.2　外国人高齢者と介護の
　　　　橋渡しプロジェクト（愛知県）　150

第7章　中国帰国者の受療の語り ———————— 155

1．「病いの語り」　155

2．調査の概要　156

　　2.1　研究方法と倫理的配慮　156

　　2.2　語り手の属性　157

3．中国帰国者の語り　158

　　3.1　M氏（帰国者1世、男性）の語り　158
　　　　M氏の語りからみえること

　　3.2　Z氏（帰国者1世、男性）の語り　161
　　　　Z氏の語りからみえること

　　3.3　N氏（帰国者2世、男性）の語り　170
　　　　N氏の語りからみえること

　　3.4　X氏（帰国者2世、女性）の語り　179
　　　　X氏の語りからみえること

　　3.5　C氏（帰国者2世の配偶者、男性）の語り　185
　　　　C氏の語りからみえること

　　3.6　H氏（帰国者2世の配偶者、女性）の語り　190
　　　　H氏の語りからみえること

　　3.7　J氏（帰国者2世の配偶者、男性）の語り　196
　　　　J氏の語りからみえること

第8章　中国帰国者の語りから考える日本の医療 ———— 205

1．日本の医療に対する満足度の高さ　205

　1.1　語りに表れた高い満足度　205

　1.2　従順という戦略　206

　1.3　日本の医師と中国帰国者の
　　　　パターナリズム的関係性　207

　1.4　中国の病院との違い　208

2．ことばの障壁と医療通訳　209

　2.1　医療受診におけることばの障壁　209

　2.2　行政による医療通訳支援　210

　2.3　医療通訳支援者の医療通訳としての適性　211

　2.4　多言語対応ができる医療従事者　212

　2.5　医療通訳者とアドボカシー　213

3．マイノリティの住民の高齢化にともなう問題　216

　3.1　マイノリティ高齢者向け施設　216

　3.2　失語症のリスク　217

　3.3　複雑な日本の介護制度　218

4．歴史の壁ともう一つの意義　219

あとがき　221

謝辞　225

参考文献　227

索引　249

第1章

日本のマイノリティ・ヘルス

1. マイノリティ・ヘルスとは

　本書の副題にあるマイノリティ・ヘルスという言葉は、日本ではまだ馴染みのない言葉である。インターネットで「マイノリティ・ヘルス」と検索をしてみても、引っかかってくるのは「セクシュアル・マイノリティ」、「性的マイノリティ」、「LGBT」という語句である。しかし、本書で提唱するマイノリティは性的マイノリティではない。「文化的および言語的」マイノリティである。

　マイノリティ・ヘルスは、1980年代に米国で提唱され、以降同国において広く使われるようになった名称であり概念である。その背景をまず紹介する。

　1983年、Margaret M. Hecklerが米国保健福祉省（Department of Health and Human Services：HHS）事務局長に就任した。Hecklerは、黒人をはじめとするマイノリティ人種（原文では、Black, Hispanic, Asian/Pacific Islanders, and Native American）の健康状態を調査する特別委員会を立ち上げた。そして、着実に向上していたはずの米国民全体の健康状態に、今もって人種間による大きな格差が継続しているという事実を科学的根拠

第1章　日本のマイノリティ・ヘルス

をもって明らかにした。Heckler は、特別委員会がまとめた報告書 "Report of the Secretary's Task Force on Black & Minority Health（以下、Heckler Report）" の中で、国内に人種による健康格差が根強く残っているという事実を、「アメリカが掲げる理想と前進し続ける先進医療の汚点[1]」と表現した。この報告書がきっかけとなって、1986 年に米国保健福祉省の中にマイノリティ・ヘルス局（Office of Minority Health：OMH）が設立された。続く 1988 年には、米国疾病予防管理センター（Centers for Disease Control and Prevention：CDC）の中にも、マイノリティ・ヘルス局が誕生し、ついに議会も "Disadvantaged Minority Health Improvement Act of 1990" を承認するにいたった。マイノリティ・ヘルス局の使命は、政策や政綱を通じて、人種・民族的マイノリティ（racial and ethnic minority）の健康改善を図り、健康格差を解消することにある。

　米国では、その後も着実にマイノリティ・ヘルスの取り組みは発展を続けており、現在では、人種や民族のみならず、ジェンダーや貧困などがもたらす不利益（disadvantage）をも包括するまでに発展している。すなわち米国のマイノリティ・ヘルスは、すべての人が公正に健康を享受できる社会を目指した取り組みであり、それを支える概念である。なお、この Heckler Report は現在でも米国パブリック・ヘルスの領域において強い影響力を持っている。2015 年 11 月にシカゴで開催された米国公衆衛生学会では、来場者が 1 万人を軽く超える世界有数の学術集会の中、Heckler Report の 30 周年を記念するシンポジウムやイベントが多数行われていた。

2.　日本社会の多文化化と医療

　1980 年初頭まで、日本における外国籍住民は約 80 万人程度であり、そのうちの 8 割以上は、戦前から日本に住み続けている朝鮮半島出身者およ

---

1)　著者訳。原文は、"an affront both to our ideals and to the ongoing genius of American medicine"。

びその子孫である在日韓国・朝鮮人（在日コリアン）であった。その後、日本政府による中国残留邦人の帰国支援の本格化やインドシナ難民の受入れなどが始まり、1990 年代には日系南米人の来日が促進された。

2015 年末現在、日本で暮らす登録外国人は中長期在留者を含めて 220 万人を超え、30 数年の間にその数は 3 倍近くに膨れ上がった。在日コリアンの占める割合は 2 割強にまで減少し、国籍数は 194 か国に及んでいる。帰国を果たした中国残留邦人（中国帰国者）やインドシナ難民などと違い、もともとは出稼ぎのつもりで国境を越えてきた人びとの中にも、国際結婚や子どもの誕生によって生活基盤が日本に移行し、日本生まれ日本育ちの外国籍の子どもたちの誕生や、永住資格や日本国籍を取得するものが増えている。「『移住』、『定住』、『永住』、『次世代形成』へと、日本での移民としての歴史が創られていく」（李 2010）、まさにその流れの中にある。

その一方で、日本を離れて海外で生活する日本人も増えている。日本で暮らす外国籍住民がそうであるように、海外で暮らす日本人も海外での結婚や出産、子育てを経ることで、日本にルーツを持ちながらことばや文化の異なる子どもたちを世界中に誕生させている。人びとが国境を越えて移動するグローバル化の中、日本においても、国籍やその人の話すことば、外見からなどでは、その人の言語背景や文化背景を計れない。

本書で対象とするのは、こうした国籍や出身国、文化や言語背景が多様な人びとの健康を支える医療についてである。こうした文化的多様性をもつ人びとは、確実に増えているとは言え、日本においてはまだ少数派（マイノリティ）であり、日本で医療を受けるにあたっては様々な障壁が考えられる。

日本の保健医療政策は、OECD 諸国の中でも、健康長寿国でありながら国民医療費が GDP あたり極めて低い水準にあり、世界の模範とされている（Murray 2011）。保健医療政策の基盤となる国民皆保険制度は、被保険者が日本国内どこででも、同等の医療が同等の医療費で受けられるという偉業を成し遂げた。しかしながらこの制度は、長年にわたって、日本人による日本人のための医療政策であり、日本人という多数派（マジョリ

ティ）間の平等性（equality）は高いレベルで達成したものの、その一方で、マイノリティである外国籍住民を半ば無視し、すべての人に対する公正性（equity）を見過ごしてきたと言える。そのことは、1981年に日本政府が「難民の地位に関する条約」を批准し（発行は1982年）、国籍条項が撤廃されるまでの長期にわたって、日本国籍を持たない人びとが実質的に国民健康保険の対象外に置かれていたことからも明らかである。その国民健康保険は、2012年から、3か月以上の滞在が見込まれる中期在留者にまで対象者が拡がった。しかしながら、長年にわたるマイノリティへの差別もしくは区別は、社会保障制度以外にも、マジョリティの枠に入らない人びとへの偏見や無知、無関心という負の遺産を生み出してきたのではないだろうか。

　世界人権宣言（1948）は、「すべての人間は、生まれながらにして自由であり、かつ、尊厳と権利とにおいて平等である」とし、第3条において、「人はすべて、生命、自由及び身体の安全に対する権利を有する」とうたっている。日本国憲法においても、生存権について、第25条第1項で「すべて国民は、健康で文化的な最低限度の生活を営む権利を有する」と、同条第2項で「国は、すべての生活部面について、社会福祉、社会保障及び公衆衛生の向上及び増進に努めなければならない」と規定している。

　世界医師会は、患者の権利に関するWNAリスボン宣言（2005年修正）において、「医師は、常に自らの良心に従い、また常に患者の最善の利益のために行動すべきであると同時に、それと同等の努力を患者の自立性と正義を保障するために払わねばならない」と明言している。

　健康を支える医療を適切に受ける権利は、マジョリティもマイノリティも関係ない。すべての人びとが持つ基本的人権である。

3. 文化的および言語的マイノリティとは

　本書では、日本において国籍や出身国、文化や言語背景に多様性を持つ

人びとを表す言葉として、「文化的および言語的マイノリティ」という表現を用いる。「文化的および言語的」という形容は、米国マイノリティ・ヘルス政策に倣った日本語訳である。米国では、Heckler Report によって人種間に明らかな健康格差が存在することが露呈し、その改善のために保健福祉省の中にマイノリティ・ヘルス局が新設された。このマイノリティ・ヘルス局で、現在推進されている重要な政策の一つに、医療現場における文化と言語への配慮を明文化した "National Standards for Culturally and Linguistically Appropriate Services in Health and Health Care"（「文化と言語に適切な医療を提供するための国家規範（日本語訳：竹迫 2016）；以下 The National CLAS Standards）の制定と普及がある。この規範にある "Culturally and Linguistically" を日本語に直訳したのが、「文化的および言語的」という表現である。

　これまでの日本国内での研究では、こうした多様性を持つ人びとを表現する言葉として、「外国人」、「外国にルーツを持つ人びと」、「人種的マイノリティ」、「民族的マイノリティ」、「言語的マイノリティ」などの呼称が使われている。元（2010）は、国際人権文書においては、英語で "racial"、"national"、"ethnic"、"tribal" など、それぞれの意味と違いが不明確かつ論争的な種々の形容詞が付けられていること、それに対して日本政府公定訳では「人種的」、「国民的」、「種族的」、「民族的」とそれぞれ訳されてきたが、これらの訳語も多義的であってその適合性は定かでないことを指摘し、マイノリティの定義問題とも関連する用語問題には必要以上に踏み込まない立場をとっている。本書においても、マイノリティの定義問題に関連する用語問題には踏み込まず、医療について論じることを前提に、米国のマイノリティ・ヘルス政策に倣い、「文化的および言語的マイノリティ」と表現する。以上を踏まえ、以下、特に前書きをつけない限り、本書で述べるマイノリティは、「文化的および言語的」マイノリティを指すものとする。そして、本書で取り上げる文化的および言語的マイノリティとは、日本人に対する「外国人」のみを指すのではなく、日本国籍を持つ人びとを含め、日本国内において国籍や出身国、文化や言語背景に多様性を持つ人びと全般を指す。

4.「医療は文化である」

　中村（2013a：2015）は、人びとの健康と命に携わる医療において、文化とことばへの配慮は必要不可欠であり、「医療は文化である」と指摘する。マイノリティ住民の保健医療には様々な問題が潜んでいる。例えば、外国生まれ外国育ちの外国籍の人にとって、日本で医療を受けるということは、ことばと文化すべての面で困難が伴うことは容易に想像ができる。

　外国籍でも日本育ちの人にとっては、ことばも文化も一見問題ないように思われるが、家庭環境や教育環境などによって、その人に根付いている文化が異なることが考えられる。例えば華僑の家庭では、日本で一般に普及している西洋医学よりも中国伝統医学や漢方薬に重きをおいている人たちがいるかもしれない。日本籍でも帰化して日本籍になった人にとっては、やはりその人に根付いている文化が異なる。日本の両親の下に生まれた日本籍の子どもでも、海外育ちの人にとっては、慣れ親しんだことばや文化が日本とは異なっていることが考えられる。さらに同じ日本籍でも、中国帰国者の場合では、その人に根付いたことばも文化も異なっている。

　こうしたことは、日常生活のちょっとした場面では、自分で自分に適した場所を見つけることや、自分を社会や環境に適応させることで、折り合いをつけることも可能だろう。しかし、健康、ひいては生命に直接関係する医療においてはそうはいかない。

　医療の現場でマイノリティ患者と接するとき、まず頭に浮かぶのは「ことば」の問題である。適切な医療を提供する上で、医療者と患者の間に共通言語が必要不可欠であることは言うまでもない。ただ、仮に言語だけの問題であれば、日本語が十分に話せない（Limited Japanese Proficiency: LJP[2]）患者として、医療者と患者をことばでつなぐことができればよい。しかし、医療現場における文化の問題はことばだけに留まらない。

　前述の The National CLAS Standards では、2013年度改定版において、

---

　2)　米国で使用されている Limited English Proficiency（LEP）に倣った。

文化（Culture）とは、「思想、コミュニケーション、行動、習慣、信念、価値、人種、民族、言語に加え、宗教的・精神的・生物学的・地理的・社会学的特徴が絡み合って形成されるもの」（著者訳）と定義されている。そして、人びとの健康とそれに寄与する医療において、患者の文化を尊重し、文化的ニーズに適した医療を提供することが、過去から続く差別や社会的不平等に端を発した健康格差是正のために、今、医療者にできることであると説いている。

　本書においても、外見や言語能力、国籍などの明らかな差異はもちろん、その人の精神的拠り所（宗教的・精神的特徴）、教育歴や社会的地位（社会学的特徴）、居住地域や環境（地理的特徴）なども含め、医療にまつわる文化を広義の意味で捉えている。

5.　日本におけるマイノリティ・ヘルスの課題

　日本で暮らすマイノリティ住民は、その人口の増加と多様化に加え、定住化や永住化が進んでいる。中国帰国者や帰化した人びとなど、日本籍の中にも言語や文化背景が異なる人が増えている。これまでのような日本人による日本人のための医療では、マジョリティとマイノリティ間の健康格差や医療ケアの差の拡大を助長し、多様化するマイノリティ住民が適切な医療を受ける権利や、健康で文化的な最低限度の生活を営む権利が保障されないことが危惧される。

　これまでを振り返ると、保健医療サービスを受けるにあたって困難を抱えるマイノリティ住民への取り組みは、地域住民による支援団体や一部地域の行政担当者、医療者らの善意を頼りに、いわば人道支援の一環として細々と行われてきた。かつては絶対数が限られていたため、少なくとも彼らの問題が表面化することは抑えられてきた。しかし、マイノリティ住民の増加と多様化は急速に進んでおり、さらなるグローバル化が推し進められる中、今後もその勢いは止まらない。にもかかわらず、日本の保健医療

政策はその変化に十分に対応できているとは言いがたい。今もってマイノリティ住民の集住地域を中心に、医療機関、自治体や地域支援団体などが、必要性に駆られて個別に頑張っているのが現状である。こうした善意の取り組みの中から、ことばの問題に限らず多くの課題が指摘されてきたが、根本的には何も解決していない。

総務省は2005年の段階で、「多文化共生の推進に関する研究会」を立ち上げ、翌年3月に発表された報告書において、マイノリティ住民の医療・保健・福祉に関する今後必要な実践的取組みを提唱した。しかしながら、この報告書には、米国のHeckler Reportのような、国の政策を左右するほどの明らかなエビデンスすなわち科学的根拠が不足していた。

その一方で厚生労働省は、2020年の東京オリンピック・パラリンピック開催決定を受け、2014年から外国人を対象とした医療サービスの充実に乗り出した。外国人受入れ医療機関の選定や医療通訳育成カリキュラムの作成、医療通訳の認証制度の検討などである。しかしながら、目下のこうした動きは「医療の国際化」の一環で、2020年という目先の未来に関心が集まるとともに、訪日外国人をメインターゲットに経済効果を狙った「おもてなし」としてのサービス色が漂っている。また、2020年以降の継続性を担保するものとも言いがたく、日本社会の一員であるマイノリティ住民に対する施策として進められているとは言い難い。

とはいえ、総務省の報告書から10年以上を経た今、マイノリティ住民の医療に関する調査研究や報告書は少しずつ蓄積が始まり、問題が表面化されるようになってきた。厚生労働省の後押しもあり、特に医療通訳に関する取組みと研究は活発化している。しかしこうした報告書の多くは、限られた医療機関の限られた人の視点や経験を基にした現状の報告と、そこから見える課題の抽出が多く、マイノリティ住民当事者の声や、既存の医療への振り返りは少ない。マイノリティ住民に対するこれまでの日本社会や医療のあり方を振り返るとともに、当事者の視点を通して日本の医療を見直すことが必要である。

第 2 章

統計からみる日本のマイノリティ人口の動態

　本章では、日本政府が公表している統計データに基づいて、国内における文化的および言語的マイノリティ住民を分類し、集団ごとの人口動態をマクロ的視点から分析するとともに、そこから見える保健・医療・福祉に関わる問題を考える。

1．多国籍化と多様化の推移

　1970 年代以前、日本国内における文化的および言語的マイノリティ住民の大半は、戦前から日本に住み続けている朝鮮半島出身者およびその子孫である在日韓国・朝鮮人（在日コリアン）であった。1980 年代に入り、政府による中国残留邦人の帰国支援の本格化、インドシナ難民の受入れ、留学生受入れ 10 万人計画による留学生の受入れ、JET プログラム[1]の開始などにより、在日コリアン以外のマイノリティ住民が増え始めた。

1）　海外の青年を招致し、地方自治体や教育委員会、全国の学校で国際交流の業務と外国語教育に携わらせることにより、地域での草の根的な国際化を推進することを目的として始まった制度。1987 年以来、2015 年末現在、65 か国から 62,000 人以上が来日している。

第 2 章　統計からみる日本のマイノリティ人口の動態

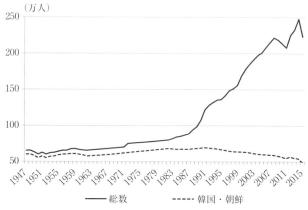

図 2-1　在留外国人統計（1947-2015 年）
（法務省「登録外国人統計」および「在留外国人統計」をもとに著者作成）

　続いて 1990 年の「出入国管理及び難民認定法（入管法）」の改定を機に、日系南米人の来日が促進され、特に愛知県、静岡県、群馬県など製造業が盛んな地域において、ブラジル籍およびペルー籍人口が増加した。2000 年前後からは、アジアを中心とする国々からの研修生、技能実習生の受入れ拡大、経済連携協定（EPA）によるインドネシア、フィリピン、ベトナムからの看護師候補者および介護福祉士候補者の受入れ、留学生受入れ 30 万人計画によるさらに積極的な留学生の受入れなどが始まり、マイノリティ人口の全体数の伸びとともに、多国籍化が進んできた（図 2-1）。
　また、1980 年代から増加したニューカマー[2]の定住化が進むにつれて、国際結婚、日本での出産や子育てが増えた。永住資格を取得する者に加えて、帰化によって日本国籍を取得する者も増え、日本籍のマイノリティ住民も増え始めた。
　一方、訪日旅行者の増加も著しい。国土交通省観光局（以下、観光局）は、2003 年からビジット・ジャパン・キャンペーンを開始し、日本の観光

---

2) 田中（1995：52）は、「歴史的背景をもつ在日韓国・朝鮮人、それを仮にオールドカマーと呼ぶとすれば、ニューカマーにあたる『外来外国人』」と記述している。

立国化に本格的に乗り出した。2010年に閣議決定された新成長戦略[3] では、国際医療交流（外国人患者の受入れ、医療ツーリズムなど）の推進や、訪日外国人3,000万人プログラムといった観光立国のさらなる推進がうたわれた。リーマン・ショックや東日本大震災などの影響で、大幅に落ち込んだ時期もあったが、2014年には、年間訪日外国人客数が初めて1,000万人を超え、2017年には2,800万人を突破するまでになっている。2020年の東京オリンピック・パラリンピック開催に向け、さらなる訪日客の増加が見込まれている。

2. 文化的および言語的マイノリティの分類

日本政府が公表しているマイノリティ人口についての統計は、欧米諸国にみられるように人種や民族による分類がされていない。あくまでも「国籍」が基本である。本書においても大きな枠組みとして、まずは日本政府が準拠している国籍を基に、「外国籍」と「日本籍」に二分し、次にその滞在形態からそれぞれ「住民」と「訪問者」、「その他」に分類する（表2-1）。

2.1 外国籍住民

外国籍は、外国人に関するもっとも基本的な統計である在留外国人統計の在留資格を基に、「住民」と「訪問者」に分類する。外国籍における「住民」の定義は、3か月を超えて日本に滞在する見込みの者とし、入国管理局の在留資格による。これは2012年7月9日以降、3か月を超えて日本に滞在する見込みのある外国籍の人びとは住民基本台帳制度の対象者であり、国民健康保険への加入対象者であることを根拠とする。

さらに「住民」を、在留資格から「定住型」と「滞日型」に分類する。

---

3) 首相官邸HP「新成長戦略」：
http://www.kantei.go.jp/jp/sinseichousenryaku/sinseichou01.pdf（最終アクセス日：2013年7月30日）

第 2 章　統計からみる日本のマイノリティ人口の動態

表 2-1　本書における文化的および言語的マイノリティの分類

外国籍	住民	定住型	永住者	法務大臣が永住を認める者
			日本人の配偶者等	日本人の配偶者、子、特別養子
			永住者の配偶者等	永住者・特別永住者の配偶者、日本で出生し在留している子
			定住者	第三国定住難民、日系3世、中国残留邦人等
			特別永住者	在日コリアン等
		滞日型	教授、芸術、宗教、報道、高度専門職、経営・管理、法律・会計業務、医療、研究、教育、技術・人文知識・国際業務、企業内転勤、興業、技能、技能実習、文化活動、留学、研修、家族滞在、特定活動
	訪問者		短期滞在	観光、商用、文化学術、親族訪問
			医療滞在	医療受診を目的とした者
	その他		有効な在留資格を持たない者
			難民認定申請または異議申立を行っている者
			無国籍者
日本籍	住民	定住型	帰化した者
			中国帰国者
			父母の一方が外国人である子ども
	訪問者		海外在留邦人

「定住型」は、「永住者」、「特別永住者」、「定住者」、「日本人の配偶者等」、「永住者の配偶者等」の在留資格を持ち、国内での活動に制限のない者を指す。「滞日型」は、短期滞在と医療滞在を除いた在留資格で入国し、3か月を超えて日本に滞在する見込みの「定住型」以外の者を指す。「滞日型」の中にも相当期間日本に滞在見込の者もいるが、在留資格によって国内での活動が制限されている点で、「定住型」とは大きく異なる。活動内容に制限のない「定住型」外国籍住民のことを、総務省は「実質的な移民とも呼べる」と表現している[4]。

　駒井（1999：111-147）は、日系ブラジル人や日系ペルー人を主としたニューカマーには、日本での就労および生活の基盤が次第に確立するに伴っ

---

4)　「多文化共生の推進に関する研究会報告書～地域における多文化共生の推進に向けて～」（総務省）2006 年 3 月。

て、一般に四つの選択肢が存在するとして、「帰国」（出身国に帰る者）、「リピーター」（出身国と日本を往来する者）、「滞日」（相当長期間日本に滞在するが、定住への意思は未定の者）、「定住」（生活の本拠を日本に移す者）の4パターンを挙げている。志水（2012）は、ニューカマーの中には「往還する人々」、すなわち母国と仕事先の外国とを行ったり来たりする人びと、あるいはそのパターンがあるとして、こうした人びとを「循環移民」と呼んでいる。

「定住型」資格を持ちながら日本と海外を往来したり、「滞日型」資格を持ちながら「定住」に近い形で在留したりする人びとは、多数存在していると考えられるが、在留資格による分類だけでは、こうした実態を十分に把握できない。この点は既存の統計を用いる本書の限界である。

2.2 外国籍訪問者

次に外国籍の「訪問者」であるが、主として観光や商用などで日本を訪れた3か月以内の短期滞在者を指す。入国管理局発行の入国管理統計上の短期滞在に加えて、在留外国人統計上の在留資格が「医療滞在・同伴者」もこれに含まれる。医療滞在ビザは、医療受診を目的に来日するためのビザである。診療内容や病状によっては、3か月を超えることもあり得るが、来日した患者が生活の基盤を日本に移すものではなく、国民健康保険の対象にもならないことから「訪問者」に分類する。

2.3 外国籍その他

外国籍に関しては、「住民」と「訪問者」の他に「その他」を設ける。日本国内には、在留外国人統計にも入国管理統計にも現れてこない外国籍の人びとがいる。有効な在留資格を持たない不法残留者[5]と呼ばれる人びとである。また、統計には計上されているが、数字に埋もれて可視化されない社会的に不安定な状況にある人びとがいる。難民認定申請中、もしくは

---

5) 法務省プレスリリースではこのように呼称されている。

第 2 章 統計からみる日本のマイノリティ人口の動態

異議申立てを行っている人びとや、無国籍の人びとである。無国籍を外国籍の枠内に入れることには矛盾があるが、それが法務省の在留外国人統計上に含まれていることを根拠に、ここでも外国籍「その他」に分類する。

2.4 日本籍マイノリティ

日本籍のマイノリティ人口[6]も、外国籍と同様に「住民」と「訪問者」に分ける。日本籍の「住民」とは、中国帰国者で国籍を復帰した人びと[7]、帰化した人びと、父母の一方が外国人である子どもたちを指す。

日本籍の「訪問者」とは、海外在留邦人を指す。海外在留邦人とは、生活の本拠を日本から海外へ移した「永住者」、および 3 か月以上海外に在留し、いずれ日本に戻る見込みの「長期滞在者」を指す。この集団を日本における文化的および言語的マイノリティと捉えることには、違和感があるかもしれない。しかしながら、海外在留期間の長短はあるが、日本ではない異文化環境下で生活を営み、必要に応じて異文化の中で医療を受ける人びとであることに変わりはない。当たり前とされる医療は、国や地域によって異なる場合が多々あり、子どもの予防接種のスケジュールや定期接種の種類も国によって異なるなど、公衆衛生対策も一律ではない。そのため、海外での生活に慣れた海外在留邦人が日本帰国時に日本の医療機関にかかる場合、医療者側には、その人の置かれている異文化という生活環境に配慮した医療サービスを提供することが求められる。医療保険の有無や違いにも配慮する必要が出てくる。さらに海外在留邦人は、国境を越えた感染症の問題など、国内の保健医療政策や公衆衛生に関わる問題にも直結していることは間違いない。こうした理由から、海外在留邦人を日本におけるマイノリティ人口の一集団として分類した。

---

6) アイヌや琉球についても触れるべきであるが、日本の統計上この分類はなされておらず、本調査の限界である。

7) 南（2009）は、帰国者への聞き取りから、帰化で日本国籍を取得した場合は、年金や他の社会福祉政策の面で不利益を被ってしまうため、帰国者 1 世は就籍ないし訴訟で日本国籍認定を求める場合が多いと指摘する。

14

2．文化的および言語的マイノリティの分類

補足：本章で使用した統計データ源について

法務省　在留外国人統計および登録外国人統計　「外国人登録法」（1952年4月28日法律第125号）により、原則として、日本に在留する外国人には外国人登録が義務付けられた。この法律に基づいた外国人登録者の数を集計したのが「登録外国人統計」であり、法務省が1959年から公表している。1995年以降は毎年公表されているが、それ以前は2年から10年間隔であった。

　その後、2012年7月に出入国管理及び難民認定法等が改正され、新しい在留管理制度が導入されたことに伴って、外国人登録法が廃止された。新しい在留管理制度の対象となるのは、「中長期在留者*」および「特別永住者」で、これらを合わせたものを「在留外国人」と呼び、「在留外国人統計」が公表されるようになった。本書では、1959年から2011年までは「登録外国人統計」を、2012年以降2015年12月末現在までは「在留外国人統計」を用いる。「登録外国人統計」の使用にあたっては、短期滞在を差し引くことで「在留外国人統計」の対象者に近づけたが、まったくの同質ではない。この点も既存の統計データを利用することの限界の一つである。また2012年度からは、これまで「中国」に含まれていた「台湾」が単独で計上されるようになっているが、この点については、本文中、必要に応じて適宜説明を加える。

　一方、2012年以降、在留外国人統計とは別に「総在留外国人統計」が公表されており、これには「外交・公用」および「（3か月未満の）短期滞在」という項目が含まれている。「外交・公用」での来日者が、日本で体調を崩して医療機関に通う可能性は否定できないが、彼らはあくまでも本国の公的代表者として日本に滞在している人びとであるため、議論の対象であるマイノリティ人口の一員からは外れる。「（3か月未満の）短期滞在」者に関しては、基本的に在留管理制度の対象外であり、国民健康保険の対象者にも入らないため、後に挙げる出入国管理統計上の数値が適当だと判断する。以上の理由から、本書では住民の統計として「総在留外国人統計」ではなく「在留外国人統計」を使用した。なお本文中、2015年12月末の在留外国人統計を「在留外国人統計2015」と記す。

> ＊法務省入国管理局の定義は、入管法上の在留資格を持って中長期間在留する外国人で、『3月』以下の在留期間が決定された人、『短期滞在』の在留資格が決定された人、『外交』または『公用』の在留資格が決定された人、上記に準ずるものとして法務省令で定める人、特別永住者、在留資格を有しない人、以上のいずれにもあてはまらない人、とされている。

厚生労働省　人口動態統計特殊報告　人口動態統計は、日本において発生した出

生、死亡、婚姻、離婚に関する人口動態事象について取りまとめた統計である。明治32年に確立され、国の主要統計の一つとして整備が図られてきた。国内の外国人割合が小さいことや、事象発生の把握の完全性が低いことなどから、長期にわたって日本人の事象を中心に集計されてきた。

2002年から、外国籍住民の増加に伴い、日本における外国人の事象が、従来からの日本における日本人の人口動態統計に合わせて集計され、「日本における人口動態—外国人を含む人口動態統計— 人口動態統計特殊報告」としてまとめられている。これまでに平成14年度（2002）、平成19年度（2007）、平成26年度（2014）の三つの報告書が公表されている。本文中、平成26年度版を「人口動態特殊報告2014」と記す。

人口動態統計特殊報告では「日本における日本人」と「日本における外国人」という分類が用いられている。「日本における日本人」には、「父母の一方が日本人」すなわち「父母の一方は外国人」である子どもも含まれており、「父母の一方が外国人」である子どもたちを、マイノリティ住民の一員として捉えている本書の議論に合致しない。また、国籍別の個別統計は、韓国・朝鮮、中国、米国、フィリピン、ブラジル、ペルー、タイ、英国の8か国に限られており、他の国籍に関する個別データは公表されておらず、「その他」に含まれる。この2点については、既存の統計を利用することの限界として申し添えておく。

法務省　出入国管理統計統計表　法務省が取りまとめている日本出入国数に関する統計である。2000年から2015年12月末現在までを用い、3か月以内の短期滞在者数の推移を示すのに用いる。

その他の統計　外国籍の「訪問者」は、日本政府観光局（JNTO）の「2015年国籍別／目的別訪日外客数」の統計を用いる。有効な在留資格を持たない人びと、難民認定申請者もしくは異議申し立て中の人びとに関しては、いずれも法務省のホームページに公表された「平成28年のプレスリリース」上の数字を用いる。中国帰国者は、中国帰国者支援・交流センターおよび厚生労働省の資料を使用する。帰化者は、法務省のホームページから「帰化許可申請者、帰化許可数及び帰化不許可数の推移」を使用するとともに、杜（2014）の研究論文「日本における帰化人口分布の時空間変化に関する考察」を一部引用する。日本籍の「訪問者」である海外在留邦人は、外務省の「海外在留邦人数調査統計」を使用する。公立小・中・高等学校・中等教育学校及び特別支援学校における日本語指導が必要な児童生徒数は、文部科学省の「『日本語指導が必要な児童生徒の受入状況に関する調査（平成26年度)』の結果」を用いる。

3．マイノリティ人口の近年の動態

3.1　外国籍住民の全体像

　はじめに、2015年末現在の在留外国人統計から現状をみる（表2-2）。外国籍住民は全国に2,232,189人、国籍は194か国におよぶ。国籍および都道府県別に人口の多い順に並べ、都道府県の構成比と対人口比（総人口との比）を算出している。比較のために、1994年末における1万人以上登録のあった国籍の登録外国人統計を表2-3に示している。

　2015年12月末現在、国籍では中国が最も多く、韓国・朝鮮、フィリピン、ブラジル、ベトナムと続いている。中国は、2006年に韓国・朝鮮を抜いて第1位になった。1994年末と比較すると、もっとも人口数の多い国が韓国・朝鮮から中国へ移行した以外にも、このおよそ20年で非常に活発な

表2-2　2015年末現在　国籍・都道府県別在留外国人数（人）および対人口比

	合計	中国	韓国・朝鮮	フィリピン	ブラジル	ベトナム	ネパール	米国	台湾	ペルー	タイ	その他	構成比(%)	対人口比*(%)
全　国	2,232,189	665,847	491,711	229,595	173,437	146,956	54,775	52,271	48,723	47,721	45,379	275,774		1.76
東　京	462,732	174,425	95,449	30,119	3,244	22,510	18,869	17,457	16,633	1,926	7,666	74,434	20.7	3.42
大　阪	210,148	52,856	111,863	6,853	2,464	10,494	1,570	2,820	5,346	1,184	2,009	12,689	9.4	2.38
愛　知	209,351	45,481	34,185	31,171	48,008	13,130	4,062	2,518	1,890	7,479	2,489	18,938	9.4	2.80
神奈川	180,069	58,622	29,660	19,552	8,226	11,087	3,446	5,137	4,537	6,503	4,073	29,226	8.1	1.97
埼　玉	139,656	55,716	17,085	17,820	7,101	11,221	2,862	1,849	2,937	3,558	2,847	16,660	6.3	1.92
千　葉	122,479	43,543	16,159	16,983	3,287	8,920	3,509	2,139	3,268	2,722	5,276	16,673	5.5	1.97
兵　庫	98,625	22,519	45,476	3,925	2,280	9,029	1,029	2,270	1,799	806	836	8,656	4.4	1.78
静　岡	76,081	11,385	5,415	13,910	25,584	3,952	886	795	669	4,705	1,314	7,466	3.4	2.06
福　岡	60,417	19,171	16,997	4,285	266	5,659	4,876	1,404	808	214	545	6,192	2.7	1.18
茨　城	54,095	12,543	4,819	8,693	5,523	3,085	865	766	1,303	1,654	4,498	10,346	2.4	1.85
京　都	53,575	12,504	27,584	1,975	325	1,536	348	1,346	1,374	142	539	5,902	2.4	2.05
群　馬	46,401	7,118	2,642	6,368	11,855	4,134	1,595	471	424	4,748	955	6,091	2.1	2.35
岐　阜	45,923	12,238	4,631	10,646	9,910	3,020	522	358	196	840	440	3,122	2.1	2.26
三　重	43,031	8,038	4,996	6,130	11,957	2,566	545	296	297	3,078	1,192	3,936	1.9	2.37
広　島	42,899	14,002	8,970	6,265	2,280	4,859	195	788	292	604	836	3,808	1.9	1.51
栃　木	34,402	6,716	2,677	4,153	4,219	2,680	2,130	502	1,025	3,255	1,756	5,289	1.5	1.74
長　野	31,453	9,316	3,915	4,143	5,052	1,508	283	567	749	449	2,178	3,293	1.4	1.50
その他	320,852	99,654	59,188	36,604	21,856	27,566	7,183	10,788	5,176	3,854	5,930	43,053	14.4	0.76
構成比		29.8%	22.0%	10.3%	7.8%	6.6%	2.5%	2.3%	2.2%	2.1%	2.0%	12.4%	100.0%	

＊対人口比は、総務省統計局「平成27年国勢調査人口速報集計結果」の総人口との比で算出。
（法務省「在留外国人統計2015」より著者作成）

17

第2章　統計からみる日本のマイノリティ人口の動態

表2-3　1994年末の外国人登録者数（人）

	合計	韓国・朝鮮	中国	ブラジル	フィリピン	米国	ペルー	タイ	イギリス	その他	構成比（%）
合　計	1,354,011	676,793	218,585	159,619	85,968	43,320	35,382	13,997	12,453	107,894	
東　京	250,570	94,331	73,494	5,814	17,013	15,702	2,291	3,075	5,426	33,424	18.5
大　阪	211,121	177,570	17,982	4,798	2,345	1,936	935	660	506	4,389	15.6
愛　知	106,601	53,681	10,036	27,545	5,008	1,663	3,301	486	315	4,566	7.9
神奈川	99,778	33,612	19,336	13,434	7,104	4,430	5,684	1,196	1,428	13,554	7.4
兵　庫	97,257	70,312	13,102	2,667	1,231	2,030	752	275	664	6,224	7.2
埼　玉	59,812	15,987	14,538	10,160	6,077	1,537	2,459	997	526	7,531	4.4
京　都	56,276	45,587	4,910	791	850	1,152	374	139	331	2,142	4.2
千　葉	52,730	16,230	10,364	6,554	6,851	1,627	2,643	1,657	593	6,211	3.9
静　岡	43,813	7,531	3,303	22,571	3,715	648	2,862	366	164	2,653	3.2
福　岡	36,853	25,028	5,857	426	2,143	989	378	152	254	1,626	2.7
その他	339,200	136,924	45,663	64,859	33,631	11,606	13,703	4,994	2,246	25,574	25.1
構成比		50.0%	16.1%	11.8%	6.3%	3.2%	2.6%	1.0%	0.9%	8.0%	

（法務省「登録外国人統計1994」より著者作成）

動きがあったことが読み取れる。まず、韓国・朝鮮の構成比が50.0%から22.0%へ激減し、中国の構成比が16.1%から29.8%（1994年末と同様に台湾を含めると32.0%）へ激増している。

　2015年末現在、1万人以上登録者のいる国籍は、1994年末の8か国に加えて、インドネシア（35,910人）、インド（26,244人）、イギリス（15,826人）、ミャンマー（13,737人）、スリランカ（13,152人）、パキスタン（12,708人）、バングラディッシュ（10,835人）、フランス（10,672人）があり、多国籍化に厚みがでている。1994年末の登録者数が8番目に多かったイギリスは、2015年末、在留数は15,826人で増加しているものの全体では13番目になっている。代わってベトナム、ネパールが急上昇している。

　都道府県でみてみると、上位4都道府県は同じであるが、それに続く上下移動は著しい。2015年末では、首都圏への集中とともに地方への拡散がみられる一方、関西主要2府1県（大阪、京都、兵庫）における人口増加はほとんどない。首都圏が東京18.5%から20.7%、神奈川7.4%から8.1%、埼玉4.4%から6.3%、千葉3.9%から5.5%と増加しているのに対し、関西圏では大阪15.6%から9.4%、兵庫7.2%から4.4%、京都4.2%から

3．マイノリティ人口の近年の動態

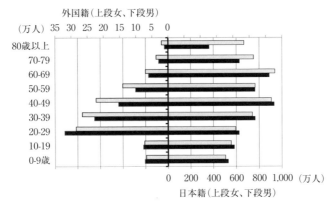

図2-2　年齢別（10歳階級）・男女分布の比較
（法務省「在留外国人統計2015」、総務省「人口推計」をもとに著者作成）

2.4％と著しい減少がみられる。中国もしくはブラジルの人口が、韓国・朝鮮に取って代わって最も多い地域が増えているのに対し、関西2府1県では、依然として韓国・朝鮮の占める割合がもっとも高く、ブラジル人口はむしろ減少している。

表2-2の対人口比に注目すると、在留外国人数は、全国的に総人口の1.76％を占めている。表2-3には示していないが、総務省統計局のデータを用いて当時の総人口数（125,265千人）から算出したところ、1994年末は1.08％であった。都道府県別にみると、占める割合が高い方から東京3.42％、愛知2.80％、大阪2.38％、三重2.37％、群馬2.35％、岐阜2.26％、静岡2.06％、京都2.05％と続いている。福岡は在留外国人数が9番目に多いが、県の対人口比は1.18％にとどまり、全国平均をかなり下回っている。その中にあってネパールが占める割合が12.4％と高く（全国平均は2.5％）、登録数では東京に次いでいる。

次に、全体の年齢（10歳階級）別の男女分布をみる（図2-2）。左側に外国籍の男女別年齢別分布、右側に日本籍人口の男女別年齢別分布を並べている。日本籍人口は、総務省統計局発行の平成28年5月1日現在の人口速報を基準とする確定値を用いた。高齢者人口層が厚い日本籍に比べ、外

第 2 章　統計からみる日本のマイノリティ人口の動態

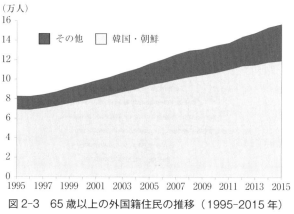

図 2-3　65 歳以上の外国籍住民の推移（1995-2015 年）
（法務省「在留外国人統計」より著者作成）

国籍人口では、労働者人口が非常に厚いことがわかる。

　韓国・朝鮮は人口の分布が日本と類似しているが、人口数の多いその他の国については、各国でそれぞれの特徴がある。例えば、中国は20代から30代が突出して多く、低年齢層も比較的厚い。女性が57.0%を占める。フィリピンは全体の男女比に偏りが大きく74.2%が女性で、とりわけ40代の女性が多い。タイの分布もフィリピンに類似しており、73.5%が女性で特に40代女性が多い。ベトナムは男女ともに20代が突出して多いのが特徴的である。ブラジルは低年齢層が厚く、他の国籍に比べて乳幼児から60代まで満遍なく分布している。男女比では女性が45.6%を占め、男性と女性の分布が類似している。ペルーの人口分布が、これらブラジルの特徴に類似している。

　続いて、65歳以上の外国籍住民の推移をみると、この20年間で倍近くに増加していることがわかる（図2-3）。75歳以上の後期高齢者の外国籍総人口は、2015年末現在、男性22,433人、女性36,495人であるが、そのうち男性79.2%と女性86.3%は、韓国・朝鮮が占める。その一方で、韓国・朝鮮籍以外でも65歳以上人口は年々増加している（図2-4）。特に中国・台湾とブラジルにおいての増加が顕著である。

3. マイノリティ人口の近年の動態

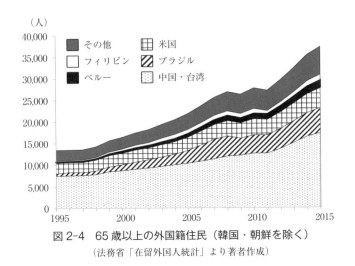

図2-4　65歳以上の外国籍住民（韓国・朝鮮を除く）
（法務省「在留外国人統計」より著者作成）

定住型住民

ここからは外国籍住民を定住型と滞日型に分けて見ていく。定住型住民の1996年以降の推移をみる（図2-5）。全体数は2008年をピークに140万人に達し、その後若干の上下があるものの、ここ数年は140万人弱でほぼ横ばい状態にある。特別永住者の数が年々減少しているのに対し、永住者の数が顕著に増加している。永住者とその他の在留資格の一番の違いは在留期間である。永住資格を取得すると在留期間が無期限となる[8]。例えば日本人の配偶者は、在留3年以上などの一定の条件を満たすことで、通常よりは簡単に永住者資格を取得できる。こうした在留資格の切り替えが、永住者数増加の一因と考えられる。なお、定住型住民の中には、帰化という選択をする人たちもいる。帰化が認められると在留外国人統計から除外され、統計上も「日本籍」となる。

国籍別・在留資格別の内訳をみると（表2-4）、全外国籍住民のうち

8）「日本人の配偶者等」、「永住者の配偶者等」、「定住者」の場合、在留期限が5年、3年、1年または6月と定められており、それを超えて在留する場合、その都度手続きが必要となる。

第 2 章　統計からみる日本のマイノリティ人口の動態

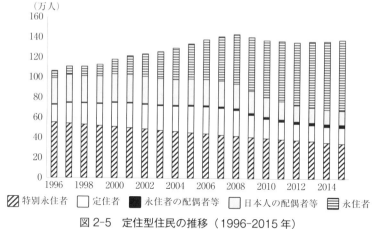

図 2-5　定住型住民の推移（1996-2015 年）
（法務省「在留外国人統計」をもとに著者作成）

表 2-4　外国籍定住型住民（国籍別・在留資格別）

	永住者	日本人の配偶者等	永住者の配偶者等	定住者	特別永住者	計	対在留数比（％）*
合　計	700,500	140,349	28,939	161,532	348,626	1,379,946	61.8
韓国・朝鮮	66,803	14,382	2,271	7,536	344,744	435,736	88.6
中　国	225,605	34,010	11,889	26,624	1,277	299,407	45.0
フィリピン	120,390	27,701	4,546	45,680	48	198,365	86.4
ブラジル	109,361	14,995	2,542	44,827	27	171,752	99.0
ペルー	33,594	1,840	1,455	10,492	4	47,385	99.3
タ　イ	18,831	7,206	622	3,800	12	30,471	67.1
米　国	15,970	8,856	221	1,155	782	26,984	51.6
台　湾	20,245	4,102	205	1,640	991	27,183	55.8
ベトナム	13,539	2,182	1,429	5,346	2	22,498	15.3
ネパール	3,372	549	375	633	3	4,932	9.0
その他	72,790	24,526	3,384	13,797	736	115,233	41.8

＊在留数は表2-2を参照
（法務省「在留外国人統計2015」をもとに著者作成）

61.8％が定住型である。ブラジルとペルーは99％以上、韓国・朝鮮も90％近くが定住型である。韓国・朝鮮は、特別永住者だけで在留数の70.1％を占めるが、在日コリアンの高齢化に伴いこの割合は年々減少し続けている

（2014年末は70.7％）。在留数のもっとも多い中国は45.0％が定住型で、在留数の半数以下に留まっている。一方、ベトナムとネパールは在留資格からみる限り、定住型の占める割合がそれぞれ15.3％と9.0％で非常に低い。

滞日型住民

在留外国人統計の総数から「定住型住民」と「医療滞在」を差し引いたのが、「滞日型住民」である。1996年以降の全体数の推移を、定住型と併せてみると（図2-6）、1996年の滞日型住民の在留数比は24.8％（定住型1,064,229人、滞日型350,907人）であったが、2015年には38.2％（定住型1,379,946人、滞日型851,719人）に増加している。多少の増減はあるが、総体的にゆるやかに滞日型が増加傾向にある。

これら滞日型住民を、国籍別・在留資格別にみる（表2-5）。在留資格の分類は在留外国人統計2015による。なお、定住型住民の項で見た通り、ブラジルとペルーは99％以上が定住型であるため、本項からは外した。

全体の構成比では「留学」がもっとも高く（28.96％）、「技能実習」（22.62％）、「技術・人文知識・国際業務」（16.17％）、「家族滞在」（15.68％）と続いている。これを国籍別にみていくと、中国は「留学」（29.6％）、「技

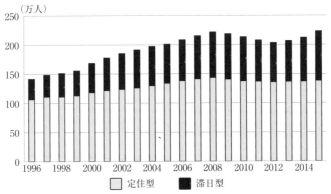

図2-6　定住型住民と滞日型住民の推移（1996-2015年）
（法務省「在留外国人統計」をもとに著者作成）

第2章　統計からみる日本のマイノリティ人口の動態

表2-5　滞日型住民（国籍別・在留資格別）

	中国	ベトナム	韓・朝	ネパール	フィリピン	米国	台湾	タイ	その他	合計	構成比（%）
教　　授	1,606	152	920	54	98	1,039	187	127	3,468	7,651	0.90
芸　　術	67	0	45	1	0	77	5	1	237	433	0.05
宗　　教	75	217	865	1	232	1,696	85	131	1,095	4,397	0.52
報　　道	46	9	47	0	0	22	7	0	100	231	0.03
高度専門職	971	20	56	2	8	78	37	5	331	1,508	0.18
経営・管理	8,690	78	2,929	865	55	650	636	112	4,094	18,109	2.13
法律・会計業務	6	0	7	0	1	69	0	0	59	142	0.02
医　　療	758	8	114	4	19	4	15	4	89	1,015	0.12
研　　究	475	38	184	14	20	69	70	39	735	1,644	0.19
教　　育	68	3	92	15	405	5,567	37	2	4,481	10,670	1.25
技術・人文知識・国際業務	60,504	8,784	16,669	2,046	4,149	7,661	5,536	1,262	31,095	137,706	16.17
企業内転勤	5,615	656	1,612	43	1,143	771	532	574	4,519	15,465	1.82
興　　業	123	5	224	0	388	344	35	59	691	1,869	0.22
技　　能	16,174	238	1,019	10,134	445	111	82	1,133	7,866	37,202	4.37
技能実習	89,086	57,581	19	247	17,740	21	15	6,084	21,862	192,655	22.62
文化活動	866	44	223	14	23	151	114	71	1,076	2,582	0.30
留　　学	108,331	49,809	15,405	20,278	1,314	2,723	8,709	4,190	35,920	246,679	28.96
研　　修	257	197	24	6	115	13	25	271	613	1,521	0.18
家族滞在	64,492	5,365	12,470	12,896	2,533	3,812	1,646	618	29,757	133,589	15.68
特定活動	7,885	1,247	3,032	3,220	2,503	404	3,762	220	14,378	36,651	4.30
合　　計	366,095	124,451	55,956	49,840	31,191	25,282	21,535	14,903	162,466	851,719	
構　成　比	42.98%	14.61%	6.57%	5.85%	3.66%	2.97%	2.53%	1.75%	19.08%		100.00%

（法務省「在留外国人統計2015」をもとに著者作成）

能実習」（24.3%）、「家族滞在」（17.6%）で71.5%を占める。ベトナムは
「技能実習」（46.3%）と「留学」（40.0%）で86.3%を占め、「家族滞在」
は4.3%に過ぎない。ベトナムの傾向はタイも同様で、「技能実習」（40.8%）
と「留学」（28.1%）が高く、「家族滞在」は4.2%に過ぎない。一方、ネ
パールは「留学」（40.7%）の次に高いのが「家族滞在」で25.9%を占め
る。米国とフィリピンは、上位に「留学」がない。フィリピンは「技能実
習」（56.9%）が、米国は「技術・人文知識・国際業務」（30.3%）が、そ
れぞれもっとも割合が高い。

　滞日型住民の中には、在留資格によって、その見込み期間が数年にわた
る場合があり、より定住に近い者もいる。また、将来的に就職や入籍など

で在留資格が変わり、定住型への移行が十分に考えられ得る集団である。

3.2 外国籍訪問者
短期滞在者

統計上、滞日数90日以内の者は短期滞在者に分類され、観光や商用など多くの場合では在留届の提出は義務付けられていない。

2000年から2015年までの推移をみると（図2-7）、国土交通省観光庁が打ち出したビジット・ジャパン・キャンペーンなどにより、2003年以降、短期滞在者は少しずつではあるが年々増加している。2009年は新型インフルエンザH1N1の流行とリーマン・ショック後の景気後退、2011年は東日本大震災の影響によって激減したが、その2年を除くと、概して増加傾向にある。2012年以降の増加数は著しく、2014年には初めて1,000万人を超え、2015年には2,000万人まであと少しという域にまで達している[9]。

国籍別でみると、2000年には韓国23.7%、台湾22.5%、米国16.3%が上位の3か国で、全体の62.5%を占めていたが、2015年には中国・香港

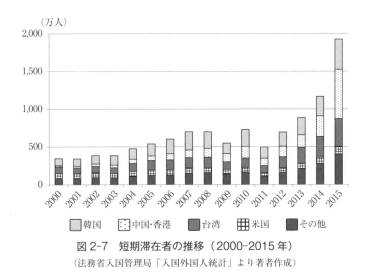

図2-7 短期滞在者の推移（2000-2015年）
（法務省入国管理局「入国外国人統計」より著者作成）

---

9) 2017年度は28,691,073人。

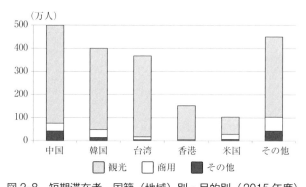

図2-8 短期滞在者 国籍（地域）別・目的別（2015年度）
（日本政府観光局（JNTO）「2015年国籍別／目的別 訪日外客数」より著者作成）

33.0％、韓国20.3％、台湾18.6％が上位の3か国になっており、中国・香港と台湾の中国語圏で51.6％を占めている。中国・香港は、2000年からの伸び率が3,903％という驚異的な高さである。一方、図2-7では「その他」に含まれる東南アジアの国々も著しい伸び率を示しており、2000年からの伸び率が、タイ1,510％、フィリピン790％、インドネシア765％、マレーシア457％など、住民同様に短期滞在者の多国籍化も進んでいることが伺える。国籍（地域）別・目的別[10]にみると（図2-8）、86.0％が観光目的、8.3％が商用目的である。

医療滞在者

2010年に閣議決定された新経済成長戦略により、医療の国際化が国の重要な成長戦略の一つと位置付けられた。2011年には医療滞在ビザの発給が始まり、医療を目的とした外客の誘致が本格化した。

「医療滞在・同伴者」の在留資格は、「特定活動」の中に位置づけられており、在留外国人統計でみることができる。開始初年度から2015年度まで

---

10) 入国管理局の統計は目的別に公表されていないので、ここでは日本政府観光局（JNTO）が公表しているデータ（2015年国籍別／目的別 訪日外客数）を用いている。

3．マイノリティ人口の近年の動態

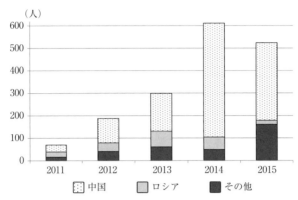

図 2-9 「医療滞在・同伴者」資格での在留数の推移
（法務省「在留外国人統計」をもとに著者作成）

の実績をみると（図 2-9）、開始から 4 年間は総数が増加したが 2015 年には減少している。その一方で、多国籍化は進んでいる。初年度には 9 か国（うち中国とロシアで 77.1％）、2014 年度には 14 か国（うち中国だけで 83.0％）であったが、2015 年には 31 か国（うち中国だけで 65.8％）に広がっている[11]。

3.3 外国籍その他

有効な在留資格を持たない人びと

法務省は、有効な在留資格を持たない人びとを「不法残留者」として、毎年その概要を公表している。法務省のプレスリリースから、国籍・地域別不法残留者数の推移（図 2-10）と、2016 年 1 月 1 日現在の在留資格別不法残留数（図 2-11）をみる。2016 年 1 月 1 日現在、不法残留者の総数は 62,818 人であり、最も多い国籍が韓国 13,412 人（21.4％）、続いて中国が 8,741 人（13.9％）である。

2009 年以降、2013 年までは減少傾向にあったが、2014 年からは増加に

---

11) 最新の 2016 年度では、総数 323 件、国籍は 25 か国（うち中国 76.2％）に減少している。

第2章 統計からみる日本のマイノリティ人口の動態

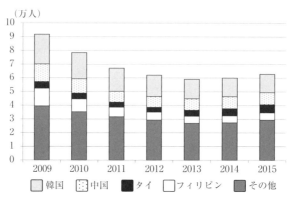

図2-10 不法残留者数の推移・国籍別（2010-2015年）
（法務省「本邦における不法残留者数について」より著者作成）

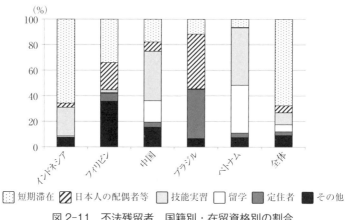

図2-11 不法残留者 国籍別・在留資格別の割合
（法務省「本邦における不法残留者数について」より著者作成）

転じている。全体的な減少傾向とは裏腹に、顕著な増加傾向を示す国々がある。2009年と2015年を比較すると、全体では31.6％の減少であるのに対し、ベトナムが148.8％、タイが23.2％、インドネシアが22.4％の増加を示している。2016年1月1日現在、不法残留となった時点で所有していた在留資格は、全体では短期滞在が67.6％を占め、続いて技能実習9.4％、日本人の配偶者等5.5％、留学5.5％、定住者3.0％となっている。図2-11

3．マイノリティ人口の近年の動態

には示していないが、シンガポール、台湾、マレーシア、韓国、タイは9割以上が短期滞在からの不法残留である。

技能実習が高い割合を占めるのは、ベトナム 44.8％、中国 38.8％、インドネシア 22.4％である。留学が高い割合を占めるのは、ベトナム 37.4％、中国 16.7％である。一方、フィリピンは日本人の配偶者等が 21.3％とその他が 35.6％を占め、ブラジルは日本人の配偶者等が 42.7％と定住者が 38.5％を占める。

難民認定申請者もしくは異議申し立て中の人びと

在留資格の安定しないもう一つの人口集団に、難民認定申請者もしくは異議申し立てを行っている人びとがいる。法務省入国管理局の平成 27 年度における難民認定者数等について（速報値）から、難民認定申請者数および異議申立数の推移とともに、認定難民数の推移をみると（図 2-12）、2015年に日本で難民認定申請を行った人は 7,586 人にのぼる。

速報値には、異議申し立てを行った者の数は公表されていないが、2014

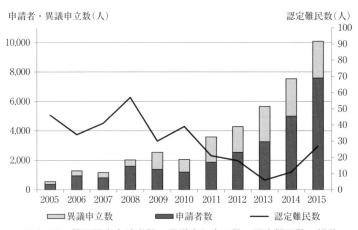

図 2-12　難民認定申請者数・異議申し立て数・認定難民数の推移
（法務省入国管理局「平成 27 年度における難民認定者数等について」より著者作成）
注：2016 年 10 月 2 日現在、2015 年の異議申立数は未定。グラフは推定値。

年（2,533人）と2013年（2,408人）の数から2015年も約2,500人と推察すると、併せて1万人にものぼる。その一方で、速報値上、難民として認定されたのはわずか27人に過ぎない。難民とは認定されなかったが、人道的な配慮から在留が認められた者79人を合わせても、総庇護数は106人に留まっている。

　難民認定申請数の推移を国籍別にみると（表2-6）、2015年はネパールがもっとも多く、次いでインドネシア、トルコの順である。インドネシアは、2014年までは上位15位にも入っていなかったが、2015年に急増し969人が難民認定申請を行っている。一方、2014年度の難民認定申請時の在留資格をみると、有効な在留資格を有していたものが82.7%（4,134人）であり、在留資格を有していない者の割合は年々減少傾向にある。主な在留

表2-6　難民認定申請数の多い上位10か国

	2012年	2013年	2014年	2015年
1	トルコ 16.79%	トルコ 18.77%	ネパール 25.83%	ネパール 23.31%
2	ミャンマー 14.94%	ネパール 16.78%	トルコ 17.80%	インドネシア 12.77%
3	ネパール 13.47%	ミャンマー 12.31%	スリランカ 10.02%	トルコ 12.21%
4	パキスタン 11.56%	スリランカ 9.63%	ミャンマー 8.60%	ミャンマー 10.65%
5	スリランカ 10.76%	パキスタン 8.57%	ベトナム 5.88%	ベトナム 7.54%
6	バングラデシュ 7.00%	バングラデシュ 5.77%	バングラデシュ 5.22%	スリランカ 6.18%
7	インド 4.72%	インド 5.13%	インド 4.38%	フィリピン 3.94%
8	ナイジェリア 4.63%	ガーナ 3.50%	パキスタン 4.89%	パキスタン 3.89%
9	ガーナ 4.09%	カメルーン 3.04%	タイ 2.72%	バングラデシュ 3.22%
10	カメルーン 2.28%	ナイジェリア 2.09%	ナイジェリア 1.72%	インド 3.02%

（法務省入国管理局「平成26年度における難民認定者数等について」および「平成27年における難民認定者数について（速報値）」より著者作成）

資格の内訳は、短期滞在 43.9%、留学 16.9%、特定活動（難民認定申請中）15.2%、研修・技能実習 10.1%である。

無国籍の人びと

本章の図表の中では「その他」に埋もれているが、在留外国人統計の中には無国籍者数が計上されている。無国籍者とは、国籍を有さず、いずれの国からも国民と認められていない人びとを指す。

陳（2013）は、日本国内にいる事実上の無国籍者は、1）未登録者、2）非正規滞在・無国籍者、3）非正規滞在・国籍未認定者、4）正規滞在・国籍未認定者、5）正規滞在・無国籍者の五つに類型化できるとしている。在留外国人統計に計上されている無国籍者は、類型4）ないしは5）にあたり、日本が承認しない国や地域の出身者、国家の崩壊や国際関係の変動により無国籍となったケースが含まれる。在留資格および在留カードを所有していることから、社会保障制度を含み、在留資格に即した権利は認められているが、無国籍に対する社会的認知の低さからくる誤解や差別がある（陳 2013）。無国籍の人びとの数は、2006年度の在留外国人統計上は 1,717人であったが年々着実に減少し、2015年度は573人である。本章の分類に照らし合わせると、「住民型」が484人（永住者175人、定住者136人、特別永住者110人、日本人の配偶者等53人、永住者の配偶者等10人）と、「滞日型」が89人である。

3.4　外国籍の「出生」と「死亡」に関する動態

ここからは、厚生労働省の人口動態統計特殊報告をもとに、「出生」と「死亡」についてみていく。

出生

母の国籍別出生数の推移をみると、1990年代に入ってから母が外国籍の出生が顕著に増加している（図2-13）。1980年代中頃までは、韓国・朝鮮が8割以上を占めていたが、それ以降年々減少を続け、代わって中国が増

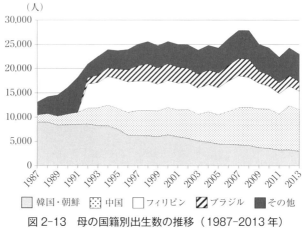

図 2-13 母の国籍別出生数の推移（1987-2013 年）
（厚生労働省「人口動態統計特殊報告」より著者作成）

加している。中国以外は、2008年まで年々増加を続けた後、2009年を境に減少傾向にある。なお、フィリピンとブラジルについては、1992年から調査が開始されたため、それ以前は「その他」に含まれている。

　父と母の国籍別に出生数をみると、国籍によってかなり傾向が異なることがわかる（表2-7）。韓国・朝鮮については、同国籍同士よりも父母の一方が日本籍の割合が高い。母・フィリピン籍と母・タイ籍の場合、父は日本籍の割合が高く（それぞれ74.9%と85.4%）、父・米国籍と父・英国籍では、母が日本籍の割合が高い（それぞれ84.6%と90.6%）。一方、ブラジルとペルーでは、同国籍同士の親からの出生率が高い。母・外国籍の非嫡出子率は、すべての国籍において母・日本籍より高い。とりわけ、ペルー、ブラジル、フィリピンは母・日本籍の10倍以上である。ただし、例えばフィリピンの場合、Philippine Statistics Authorityによる2008年のデータでは、フィリピン国内において、実に37.5%が出生に占める嫡出でない子の割合と報告されており、非嫡出子率の高さは、それぞれの出身国や地域による文化や習慣の影響も大きな一因として考えられる。

　続いて、母の国籍別・都道府県別の出生数と、全国およびその都道府県

3. マイノリティ人口の近年の動態

表2-7　父母の国籍別にみた出生数（2013年末現在）（人）

			父の国籍									小計	非嫡出子	総計	非嫡出子率(%)	父・日本籍率(%)
		中国	韓・朝	米国	ブラジル	フィリピン	英国	ペルー	タイ	その他	日本					
母の国籍	中　　国	4,432	47	13	4	5	4	1	1	40	3,872	8,419	209	8,628	2.4	46.0
	韓・　朝	17	912	21	1	0	5	0	0	41	1,850	2,847	130	2,977	4.4	65.0
	米　　国	0	1	188	1	1	3	0	0	14	130	338	11	349	3.2	38.5
	ブラジル	2	0	6	1,062	4	0	24	0	24	245	1,367	563	1,930	29.2	17.9
	フィリピン	3	6	20	67	564	0	14	0	43	2,138	2,855	880	3,735	23.6	74.9
	英　　国	3	0	3	0	0	17	0	0	6	40	69	2	71	2.8	58.0
	ペルー	2	0	1	44	0	0	262	0	19	107	435	209	644	32.5	24.6
	タ　　イ	3	0	2	4	1	2	3	37	7	346	405	47	452	10.4	85.4
	そ の 他	16	17	35	30	1	18	20	1	2,550	1,291	3,979	251	4,230	5.9	32.4
	日　　本	1,223	2,384	1,583	395	227	470	120	79	3,032	—	9,513	*22,790*	*32,303*	*2.2*	
計		5,701	3,367	1,872	1,608	803	519	444	118	5,776	10,019	30,227	25,092	55,319		
母・日本籍率(%)		21.5	70.8	84.6	24.6	28.3	90.6	27.0	66.9	52.5						

非嫡出子率＝非嫡出子数／総計
母・日本籍の斜体部は父母ともに日本人を含む。非嫡出子率は父母共に日本人の出生数（987,494人）
　を加えて算出した。
（厚生労働省「人口動態統計特殊報告2014」より著者作成）

における出生の割合をみる（表2-8）。中国とフィリピンは日本全国に満遍なく、韓国・朝鮮は都市部に集中、ブラジルは中部および北関東に集中している。これらは、在留外国人数（表2-2）の傾向と同様である。母・外国籍の全国的な対総出生数比は2.2%と算定される。群馬県は4.0%ともっとも高く、25人に1人の新生児は母親が外国籍である。次いで、愛知3.8%、東京3.7%、三重3.3%、岐阜3.2%となっている。都道府県の順位を在留外国人数（表2-2）と比べると、関西2府1県における出生率は、在留数に対して低い傾向にある。大阪は全国平均より若干高いものの、兵庫と京都は全国平均よりも低い。

死亡

　ここからは、死亡に関する統計をみる。1980年代以降の在留数の増加に伴い、全体の死亡数も増加している（図2-14）。韓国・朝鮮に関しては、

第2章　統計からみる日本のマイノリティ人口の動態

表 2-8　母の国籍別・都道府県別出生数（人）

	中国	フィリピン	韓・朝	ブラジル	ペルー	タイ	米国	英国	その他	小計	対合計比*（%）	日本*
東　京	1,984	429	583	32	17	61	109	25	870	4,110	3.7	108,275
愛　知	656	610	255	549	115	42	14	4	345	2,590	3.8	65,882
神奈川	959	294	181	83	66	52	38	12	515	2,200	2.9	73,345
大　阪	782	95	659	18	13	19	14	7	199	1,806	2.5	71,146
埼　玉	801	278	124	78	38	25	4	2	356	1,706	2.9	56,760
千　葉	612	283	90	29	32	42	6	3	243	1,340	2.7	74,724
兵　庫	312	66	282	27	15	13	6	2	222	945	2.0	45,200
静　岡	151	212	33	279	61	8	5	0	172	921	3.0	29,956
群　馬	87	117	17	139	67	4	1	0	174	606	4.0	14,544
福　岡	270	77	100	0	2	5	3	3	99	559	1.2	45,662
岐　阜	120	183	16	132	9	4	2	1	57	524	3.2	15,797
茨　城	99	134	29	61	26	46	0	0	117	512	2.3	22,175
三　重	109	88	24	138	62	9	1	0	61	492	3.3	14,364
広　島	152	84	60	22	8	9	3	2	87	427	1.7	24,511
京　都	135	40	137	6	2	2	6	1	78	407	2.0	19,912
その他	1,399	745	387	337	111	111	137	9	635	3,871	1.1	337,544
計	8,628	3,735	2,977	1,930	644	452	349	71	4,230	23,016	2.2	1,019,797

＊「日本」には帰化した者および子の父が外国人の場合も含む。対合計比＝小計／（小計＋日本）
（厚生労働省「人口動態統計特殊報告2014」より著者作成）

　在留数は減少を続け死亡数が増えている。国籍・都道府県別に死亡数をみる（表2-9）。人口動態統計は、日本において発生したすべての人口動態事象について取りまとめたものである。ここでいう都道府県は、死亡者が生前に登録していた登録地（place of residence）であり、死亡が確認された場所（病院や事故現場など）ではない。

　登録地「外国」には、届出のない短期滞在者などが含まれる。集計年度が2年ずれていることに留意する必要はあるが、表2-2の在留数と照らし合わせると、在留数では東京（462,732人）は大阪（210,148人）の倍以上だが、死亡数では大阪（1,523人）が東京（852人）より多い。兵庫と京都に関しても在留数の割に死亡数が多い。韓国・朝鮮の死亡数がもっとも多いことは全国的に一律であるが、関西主要3府県は特に高齢化の進む在日コリアン人口割合の高い地域である。

3. マイノリティ人口の近年の動態

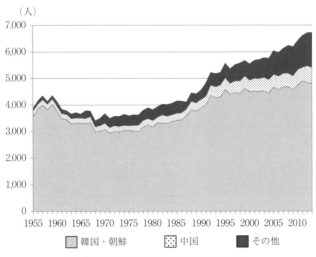

図 2-14　日本における死亡数の推移
(厚生労働省「人口動態統計特殊報告」より著者作成)

表 2-9　日本における死亡数　国籍・都道府県別（人）

	韓・朝	中国	米国	フィリピン	ブラジル	ペルー	タイ	英国	その他	計
大　阪	1,326	74	7	6	0	0	1	0	109	1,523
東　京	560	117	48	17	6	4	4	8	88	852
兵　庫	536	85	5	2	2	3	0	1	69	703
愛　知	440	22	2	24	37	3	4	1	36	569
神奈川	235	66	29	12	5	10	3	2	81	443
京　都	280	10	1	3	0	0	0	0	20	314
福　岡	178	9	6	1	0	0	0	1	26	221
千　葉	109	30	4	15	3	3	6	1	24	195
埼　玉	74	37	6	7	9	4	2	1	44	184
広　島	110	6	4	3	2	0	0	0	10	135
静　岡	57	7	1	6	21	4	0	0	16	112
三　重	68	3	0	1	12	3	1	0	16	104
その他	801	109	48	48	55	12	15	4	133	1,225
外　国	11	29	19	9	0	0	2	0	33	103
不　詳	13	2	0	2	1	0	1	0	25	44
計	4,798	606	180	156	153	46	39	19	730	6,727

(厚生労働省「人口動態統計特殊報告2014」より著者作成)

第 2 章　統計からみる日本のマイノリティ人口の動態

表 2-10　死亡数　国籍別・年齢別（10 歳階級）（人）

	韓・朝	中国	米国	フィリピン	ブラジル	ペルー	タイ	英国	その他	小計	対総数比（%）	日本
0-9歳	7	10	6	13	6	4	0	0	18	70	2.0	3,411
10-19	3	2	0	4	4	1	0	0	3	17	1.0	1,735
20-29	29	37	2	7	8	2	3	1	25	114	2.1	5,317
30-39	43	30	4	24	14	2	3	2	23	145	1.4	10,345
40-49	150	61	13	59	23	11	13	1	63	394	1.5	25,177
50-59	384	73	18	26	41	11	15	3	65	636	1.2	51,946
60-69	833	94	22	15	36	8	4	4	125	1,141	0.8	145,427
70-79	1,269	86	32	3	20	7	1	3	152	1,573	0.6	272,694
80以上	2,080	213	83	5	1	0	0	5	241	2,628	0.3	752,856
計	4,798	606	180	156	153	46	39	19	715	6,718	0.5	1,268,908

（厚生労働省「人口動態統計特殊報告2014」より著者作成）

　一方、米国は、全在留者数に比べて死亡数が多いことが特徴的である。表 2-9 には示していないが、人口動態特殊報告 2014 で、沖縄における米国籍の死亡数が 23 と報告されていることから考えても、米軍関係者の死亡数が、かなり含まれていると推察される。沖縄以外にも、米国籍の死亡数が多い都道府県もしくは近隣には、米軍基地が存在している。

　死亡数を国籍別・年齢（10 歳階級）別でみてみると（表 2-10）、対総数比において 9 歳以下の子どもと 20 歳代での死亡率が高い。9 歳以下ではフィリピンが、20 代では中国がとりわけ高くなっている。フィリピンの 40 歳代は、絶対数が多いこともあるが、高い死亡数を示している。

　これを国籍ごとに年齢 3 区分別でみてみると（図 2-15）、国籍によって死亡年齢の分布が異なることがわかる。韓国・朝鮮、中国、米国は、日本同様に高齢者の死亡が多い一方、フィリピン、ブラジル、ペルー、タイは生産年齢人口での死亡が多い。主な死因を国籍別・男女別にみてみると、国籍によって年齢・性別の分布が異なるため、死因にも著しい違いがある（図 2-16）。図には示していないが、日本は韓国・朝鮮の分布に類似している。韓国・朝鮮と中国では、男女の間でも似た傾向が見られるが、フィリピン、タイ、ペルーにおいては、同じ国籍でも男女で大きな違いがみられる。

　最後に、死産（表 2-11）と乳児死亡（表 2-12）をみていく。どちらも

36

3. マイノリティ人口の近年の動態

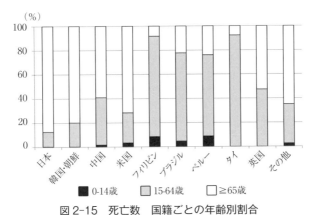

図 2-15　死亡数　国籍ごとの年齢別割合
(厚生労働省「人口動態統計特殊報告 2014」より著者作成)

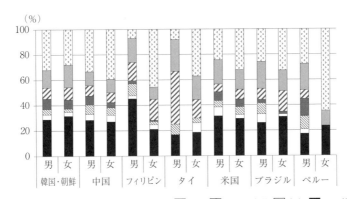

図 2-16　主な死因　国籍別・男女別
(厚生労働省「人口動態統計特殊報告 2014」より著者作成)

1994 年から 2013 年の間で、5 年ごとに集計している。なお、人口動態特殊報告は、死産数と乳児死亡数について、「日本における日本人」と「日本における外国人」の分類しか公表しておらず、「日本における日本人」の母の国籍の内訳がない。以下に挙げる数は、いずれも「日本における外国人」に限られており、「父母の一方が日本籍」は統計上「日本」の中に含まれている。

37

第2章　統計からみる日本のマイノリティ人口の動態

表2-11　母の国籍別出生数と死産（1994-2013年、5年ごと）（人）

		1994-1998	1999-2003	2004-2008	2009-2013
韓国・朝鮮	出生数	19,291	13,551	9,254	6,446
	死　産	1,548	1,217	750	349
	死産率	74.3	82.4	75.0	51.3
中　　国	出生数	11,502	12,556	15,282	21,245
	死　産	500	560	549	515
	死産率	41.7	42.7	34.7	23.7
フィリピン	出生数	3,529	4,619	6,312	7,219
	死　産	1,172	868	828	479
	死産率	249.3	158.2	116.0	62.2
タ　　イ	出生数	1,801	1,179	738	564
	死　産	357	151	100	43
	死産率	165.4	113.5	119.3	70.8
米　　国	出生数	1,107	887	1,286	1,172
	死　産	64	57	70	88
	死産率	54.7	60.4	51.6	69.8
ブラジル	出生数	10,778	14,135	15,188	9,982
	死　産	442	415	382	220
	死産率	39.4	28.5	24.5	21.6
ペ　ル　ー	出生数	3,030	3,636	3,790	2,805
	死　産	144	147	134	96
	死産率	45.4	38.9	34.1	33.1
そ　の　他	出生数	6,047	8,361	10,851	13,126
	死　産	371	443	426	398
	死産率	57.8	53.0	39.3	29.4
日　　本	出生数	6,026,759	5,816,343	5,446,899	5,259,192
	死　産	200,435	186,620	154,584	128,218
	死産率	32.2	31.1	27.6	23.8

＊死産率は出生1,000人あたり
（厚生労働省「人口動態統計特殊報告2014」より著者作成）

　まず死産であるが、厚生労働省は、「死産とは妊娠第四月以後における死
児の出産」と定義している。日本は年を経るごとに着実に死産率が減少し
ている。他の多くの国籍においても、減少傾向は見られるが、中国、ブラ
ジル以外の死産率は、日本に比べてはるかに高い。とりわけ、韓国・朝鮮、
フィリピン、タイ、米国においては、もっとも直近の2009年から2013年
で2倍以上である。米国は絶対数が少なく相対的なことは言えないが、年

38

3. マイノリティ人口の近年の動態

表2-12　母の国籍別出生数と乳児死亡（1994-2013年、5年ごと）（人）

		1994-1998	1999-2003	2004-2008	2009-2013
韓国・朝鮮	出　生　数	19,291	13,551	9,254	6,446
	乳児死亡数	90	57	23	16
	乳児死亡率	4.7	4.2	2.5	2.5
中　　　国	出　生　数	11,502	12,556	15,282	21,245
	乳児死亡数	36	28	37	38
	乳児死亡率	3.1	2.2	2.4	1.8
フィリピン	出　生　数	3,529	4,619	6,312	7,219
	乳児死亡数	46	36	21	21
	乳児死亡率	13.0	7.8	3.3	2.9
タ　　　イ	出　生　数	1,801	1,179	738	564
	乳児死亡数	23	7	2	2
	乳児死亡率	12.8	5.9	2.7	3.5
米　　　国	出　生　数	1,107	887	1,286	1,172
	乳児死亡数	11	8	13	27
	乳児死亡率	9.9	9.0	10.1	23.0
ブラジル	出　生　数	10,778	14,135	15,188	9,982
	乳児死亡数	56	65	66	36
	乳児死亡率	5.2	4.6	4.3	3.6
ペ　ル　ー	出　生　数	3,030	3,636	3,790	2,805
	乳児死亡数	13	24	17	8
	乳児死亡率	4.3	6.6	4.5	2.9
そ　の　他	出　生　数	6,047	8,361	10,851	13,126
	乳児死亡数	46	38	34	35
	乳児死亡率	7.6	4.5	3.1	2.7
日　　　本	出　生　数	6,026,759	5,816,343	5,446,899	5,259,192
	乳児死亡数	23,644	18,563	14,570	11,953
	乳児死亡率	3.9	3.2	2.7	2.3

＊乳児死亡率は出生1,000人あたり
（厚生労働省「人口動態統計特殊報告2014」より著者作成）

次によって浮き沈みが非常に激しい。例えば、統計が残っている1955年以降、もっとも高い死産率を示した1966年には162.1（出生：死産 = 212：41）であった一方、もっとも低い1974年には24.6（277：7）まで下がっている。ここ10年間をみても、もっとも低い2009年は43.3（243：11）であるのに対し、もっとも高い2011年は106.8（209：25）となっている。

　乳児死亡率（表2-12）は、死産率と同様、日本は年を経るごとに着実に

39

減少している。同様の減少傾向は韓国・朝鮮、中国、その他では見られるが、それ以外は軒並み日本より高い。特に米国は、死産率同様、乳児死亡率でも極めて高い数値を示している。

3.5　日本籍住民

帰化した人びと

外国籍住民は、帰化をすることで日本国籍が取得できる。帰化した者に関するデータは、法務省民事局のホームページで一部公表されている。それによると、1952年（昭和27年）4月27日以前の帰化者は333人（もともとの国籍は不明）、同年4月28日から1966年までの帰化者は46,932人（もと韓国・朝鮮籍46,932人、もと中国籍4,320人、その他1,461人）である。2015年末現在の総帰化者数は530,846人にのぼる。統計が一年ごとに公表されるようになった1967年から2015年までの帰化者数の推移が図2-17である。

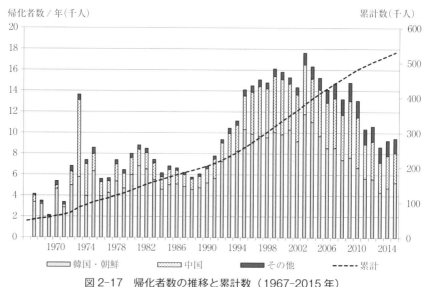

図2-17　帰化者数の推移と累計数（1967-2015年）

（法務省民事局「帰化許可申請者数、帰化許可者数及び帰化不許可者数の推移」より著者作成）

帰化人口はその時代の情勢と国際関係、国籍制度の変化に影響を受けて変化している。1953年前後は旧植民地の放棄、1964年は日韓条約に由来する在日韓国・朝鮮人の帰化が、1972年頃は日中国交正常化に由来する在日台湾系中国人の帰化が大きな山となった。また、1985年の国籍法改正前は、外国人の父と日本人の母の間に生まれた子は、帰化によって日本国籍を取得しなければならなかったという当時の制度が影響している。さらに1990年の入国管理法改正の影響は、ニューカマーによる帰化者の増加に表れている。帰化者数は2003年をピークにいったん減少傾向に入り、2014年から再度若干の増加傾向にある。

　杜（2014）は、1948年から2009年末までの帰化人口分布の時空間変化を明らかにした論文を発表している。杜によると、1)東京大都市圏と京阪神大都市圏での多さが顕著であり、これに名古屋大都市圏および福岡県や広島市が次いでいる、2)東京圏と京阪神圏を比較すると、年代が下るほど、前者より後者での帰化者数がまさってくる傾向がある、3)京阪神大都市圏ではオールドカマーの帰化が盛んな一方、東京大都市圏では主にニューカマーが帰化を担っている、4)名古屋大都市圏ではニューカマーの帰化が目立つ。

　2005年から2015年までの過去10年間における、帰化許可申請者数と不許可数の推移を示したのが図2-18である。2011年以降、毎年10,000人から12,000人程度が申請を行い、2.5%から5%が不許可となっている。2010年までは不許可数の割合は1%台であったが、2011年以降は年々不許可の割合が高くなっている[12]。国籍別にみると、2015年は韓国・朝鮮5,247人、中国2,813人、その他1,409人に帰化許可が下りている。

父母の一方が外国人である人びと

　父母の国籍別にみた出生数は、先に表2-7で示している。ここから父母の一方が外国人である出生数を抜き出すと、父が外国籍（母が日本籍）の

---

12)　2016年と2017年は5.6%。

第 2 章　統計からみる日本のマイノリティ人口の動態

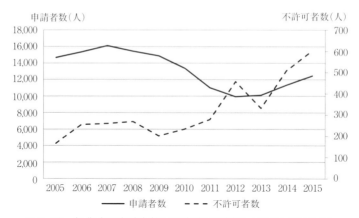

図 2-18　帰化許可申請者数と不許可数の推移（2005-2015 年）
（法務省民事局「帰化許可申請者数、帰化許可数及び不許可数の推移」をもとに著者作成）

出生数が 9,513 人、母が外国籍（父が日本籍）の出生数が 10,019 人、計 19,532 人と算出され、出生全体の 1.9％である。母が日本籍の非摘出子のなかにも父が外国籍の子の出生数は含まれるが、父親の国籍が公表されていないため、この数を推定することは不可能である。

　1984 年以前の法律では、母が日本籍であっても父が外国籍である場合の出生子は外国籍とされた。その後、国籍法と戸籍法の一部が改正され 1985 年に施行されるに至って、父母の一方が日本籍の場合は、その出生子は日本籍とみなされるようになり、統計上も「日本における日本人」として計上されるようになった。

　こうした子どもたちはそのルーツの半分を日本以外の国に持ち、日常生活においても両親や親族の影響を強く受けることが考えられる。なお、父母の一方が外国人である子どもには、成人までに国籍を選択する権利が与えられ、将来的には日本籍を離脱することも考えられる。家庭の事情等で、出生後に日本を離れることも考えられる。ここで提示したのは、あくまでも出生時点において「日本籍」と分類される統計データである。

中国帰国者

　中国帰国者（以下、帰国者）とは、第二次世界大戦時に国策による開拓団などで中国東北地方へ移住し、戦況の悪化で現地に取り残された日本人（中国残留邦人）のうち、日本と中国の国交が回復した1972年以降に日本への永住帰国を果たした人びとを指す。「もはや『戦後』ではない」と言われ始めた中、1959年3月3日に未帰還者に関する特別措置法が公布された。これによって、中国残留邦人を含む戦時未確認者に対する戦時死亡宣告がなされ、生存の可能性がある人びとを含め、日本中で多くの戸籍が抹消された。

　日中国交正常化に伴い、残留邦人たちには公に日本帰国の門戸が開かれたが、死亡宣告によって国籍を失っていた残留邦人たちは少なくなかった。彼らは、帰化によるものもあったが、それよりも就籍裁判（国籍回復裁判）を起こすことで、日本国籍の回復を実現した。厚生労働省社会・援護局によると、2016年3月31日現在の永住帰国者数は、全国に6,716人で、同伴家族を含めた総数では20,894人と報告されている。第二次世界大戦から70年以上が過ぎ、帰国者1世の平均年齢は75歳を超えている。なお、帰国者に関しては後の章において詳述する。

3.6　日本籍訪問者（海外在留邦人）

　海外に居住する日本人は、年々着実に増加している（図2-19）。こうした海外在留邦人を日本で患者とする場合、医療者側は日本とは違った患者の生活環境に配慮した医療サービスを提供することが求められる。海外在留邦人を対象とした医療には、例えば、国境を越えた感染症のリスクなど、国内の保健医療政策や公衆衛生にも関わる問題が内在している。一方、家庭の事情などで幼少期から海外に移り住み、そのまま成長をした子どもの中には、日本国籍を所有していても、日本語が第一言語ではない人たちもおり、医療受診の際のことばの問題が浮上してくる。

　2015年末現在、3か月以上の海外長期滞在者は853,687人、永住者は436,488人にのぼる。統計上の数値には表れていないが、在外公館への届

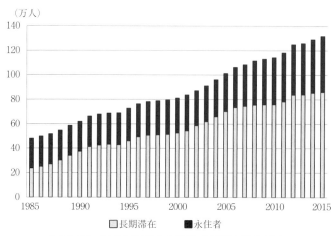

図 2-19　海外在留邦人の推移（1985-2015 年）
（外務省「海外在留邦人数調査統計」をもとに著者作成）

け出のない者を含めるとその数はさらに多いことが推定される。

3.7　日本語指導が必要な児童生徒

　表 2-1 に示した「本書における文化的および言語的マイノリティの分類」では見えてこないが、マイノリティ住民の医療を考える上で把握しておきたい統計に、日本語を母語としない人びとの統計がある。

　しかしながら、通常、日本では公的機関や病院などで人種や母語を聞かれることがなく、この統計をとることは至難の業である。ただ、1990 年の出入国管理及び難民認定法の改正によって外国人の定住化が加速し、同伴される子どもの数も増加したことを受け、文部科学省が 1991 年度から日本語指導が必要な児童生徒の受入状況等に関する調査を実施している。この文部科学省の統計をもとに、日本語指導が必要な児童生徒の数を、外国籍と日本籍に分けて示した（図 2-20）。

　日本語指導が必要な児童生徒数は、外国籍児童のみならず、日本籍児童においても顕著な増加が見られる。言語および都道府県別にみると（表 2-13）、2014 年 5 月現在少なくとも 37,095 人の児童生徒が、公立の学校に

3. マイノリティ人口の近年の動態

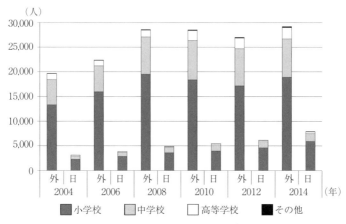

図 2-20　日本語指導が必要な児童生徒数
（文科省「日本語指導が必要な児童生徒の受入状況等に関する調査」をもとに著者作成）
注：外＝外国籍、日＝日本籍

表 2-13　都道府県別・言語別　日本語指導が必要な児童生徒（人）

都道府県	国籍	日本語	ポルトガル語	中国語	フィリピノ語	スペイン語	ベトナム語	英語	韓国・朝鮮語	その他	計
愛知	外国籍	—	3,044	706	1,305	808	65	96	101	248	6,373
	日本籍	510	135	107	479	80	7	53	17	50	1,438
神奈川	外国籍	—	301	818	546	522	400	113	71	457	3,228
	日本籍	249	39	197	279	64	19	107	13	106	1,073
静岡	外国籍	—	1,298	111	464	320	98	19	8	95	2,413
	日本籍	39	52	18	155	19	6	10	0	13	312
東京	外国籍	—	25	1,125	379	54	35	154	142	389	2,303
	日本籍	133	4	279	300	13	5	116	30	137	1,017
三重	外国籍	—	855	88	243	482	9	12	10	221	1,920
	日本籍	0	47	26	110	23	3	20	1	48	278
大阪	外国籍	—	76	1,236	147	75	158	22	62	137	1,913
	日本籍	135	11	244	104	18	22	23	31	43	631
埼玉	外国籍	—	152	368	225	169	78	43	29	286	1,350
	日本籍		15	106	144	17	3	29	4	44	362
岐阜	外国籍	—	516	82	471	46	1	10	3	47	1,176
	日本籍	42	14	6	83	2	0	9	0	2	158
千葉	外国籍	—	44	335	242	142	17	31	31	201	1,043
	日本籍		3	84	119	21	1	38	7	28	301
その他	外国籍	—	2,029	1,541	1,131	958	354	277	157	1,032	7,479
	日本籍	654	74	434	480	59	26	301	67	232	2,327
計		1,762	8,734	7,911	7,406	3,892	1,307	1,483	784	3,816	37,095

（文科省「日本語指導が必要な児童生徒の受入状況等に関する調査（平成26年度）」をもとに著者作成）

第2章　統計からみる日本のマイノリティ人口の動態

おいて日本語の問題を抱えている。ポルトガル語を第一言語とする児童生徒が最も多く、中国語、フィリピノ語が続く。都道府県によって特徴が異なり、例えば国籍・都道府県別在留外国人数（表2-2）で中国籍の在留数をみると、東京（174,425人）は大阪（52,856人）の3倍以上だが、日本語指導が必要な児童数は、東京と大阪でほとんど変わらない。また、その他でひと括りにされており内訳はわからないが、さらなる少数言語を話す児童生徒が3,816人いることも特筆しておく。

4．統計からみる保健・医療・福祉にまつわる諸問題

　本章の最後に、統計からみえるマイノリティ人口の保健・医療・福祉にまつわる問題として、1）母子保健、2）高齢化、3）医療サービスを必要とするマイノリティ人口の脆弱性について考える。

4.1　母子保健の問題

　母親が外国籍である出生は、1990年以降顕著に増加しており、それまでの長きにわたって圧倒的多数を占めてきた韓国・朝鮮から、中国、ブラジル、フィリピンを筆頭に多国籍化している（図2-13）。少なくとも父母の一方が外国籍である場合の出生数は3万人を超え（表2-7）、総出生数の3.3%にあたる。母親が外国籍である出生数は国内総出生数の2.2%であり、群馬県においては同県内総出生数の4.0%、すなわち新生児25人に1人の割合で母親が外国籍である（表2-8）。群馬県の外国籍住民は、ブラジル（25.5%）、中国（15.3%）、フィリピン（13.7%）の順で人口が多いが、出生に関しては母・ブラジル（22.9%）、母・フィリピン（19.3%）、母・中国（14.4%）の順に多い。群馬に次いで母・外国籍の出生割合が高いのが、愛知（3.8%）、東京（3.7%）、三重（3.3%）、岐阜（3.2%）、静岡（3.0%）であり、東京を除いては、ブラジルとフィリピンの在留者が多い地域という共通点がある。

46

4. 統計からみる保健・医療・福祉にまつわる諸問題

　母子保健の問題として取り上げたいのは、母・日本籍と母・外国籍の間でみられる格差である。母親が外国籍の出生は、母・日本籍に比べて非嫡子率がきわめて高い。死産率と乳児死亡率も、日本籍に比べて概して高い。死産率では、韓国・朝鮮、フィリピン、タイ、米国において日本の倍以上の高さである。乳児死亡率では、米国で極めて高い数値になっている。

　李（2010）は、「すべての女性は、リプロダクティブ・ヘルス／ライツ（性と生殖に関する女性の健康／権利）の理念のもと、安全に妊娠・出産することができ、健康に子どもを育てられるよう適切なヘルスケア・サービスを受ける権利を有しており、在日外国人に対してもそれらの権利は保障されている」と指摘する。外国籍女性が日本で妊娠、出産、育児をする際には、不安やストレス、周りとのつながりの問題、社会・経済的問題、言語の問題、日本の保健医療制度の理解の問題などが、困難な点として挙げられており、保健医療従事者の適切な介入の必要性が指摘されている（橋本ら 2011）。しかし、外国籍の母子は、日本人母子に比べて乳児検診や三歳児検診の受診率、三種混合などの予防接種率が低いことが報告されており（青山ら 2014；レシャードら 2008）、ことばの問題や経済的問題、文化的背景の違いなどから、その対応に困難を感じている保健師をはじめとした医療従事者は少なくない（青山ら 2014）。井上ら（2006）は、東京都心の医療機関における調査から、日本語が話せない外国人妊婦は、在日期間が総体的に短いこと、日本で初めての出産を経験する者の割合が高いこと、適切な意思伝達が困難なこと、保健医療福祉に関する情報が不足していることなどの問題点を抽出し、医療従事者の負担増大につながっていると報告している。

　日本には、在留資格に関係なく利用できる保健医療制度として、入院助産制度、母子健康手帳、妊婦検診、新生児訪問、予防接種、養育医療、育成医療などが設けられている。しかし外国人の場合、制度自体を知らなかったり、ことばの障壁があったりすることから、こうした母子保健サービスに適切にアクセスできていないケースが報告されており（渡邊 2013）、こうしたことが、乳児死亡率が日本人に比べて高いなど、格差を生みだす一

第2章　統計からみる日本のマイノリティ人口の動態

因とも考えられる。

4.2　高齢化の問題

　総在留数の増加に伴い、国内における外国籍の死亡者数も増加している（図2-14）。韓国・朝鮮籍住民の高齢化はもとより、中国、ブラジルをはじめ、その他の国籍での高齢化も増加の一途をたどっている（図2-3、図2-4）。韓国・朝鮮は、全外国籍住民における後期高齢者人口の約83％を占めており、韓国・朝鮮の死亡者数が他の国籍よりも多いのは全国一律であるが、とりわけ関西主要3府県（大阪、京都、兵庫）において著しい（表2-9）。在留外国人数が全国的に増加している傾向に逆行し、これら関西3府県における在留外国人数の割合は減少しているが、関西3府県は韓国・朝鮮籍住民の割合が依然としてもっとも高い地域である。

　在日コリアン1世は、長く社会保障の枠外におかれたため[13]、無年金である割合が高いうえ、特に女性には教育を受けられなかった人が多く、日本語の読み書きに不自由している人が少なくない（金2005：李2012）。保険料を納めていても、公的な福祉サービスを十分利用できていない実態も指摘されている（横山2005）。2000年以降、在日コリアンを対象とした高齢者支援センターや保健施設などが、関西地域や大都市周辺部を中心に現れはじめ、2世、3世らの当事者が中心となって立ち上げた法人が運営するものも多い[14]。

　李ら（2012）は、在日コリアンの男性高齢者は、悪性新生物（悪性腫瘍）と自殺において日本人以上の高値を示しており、社会環境要因の明確化や、在日コリアンを含めた自殺の原因究明など、実態に即した自殺防止対策の必要性を訴えている。また李（2012）は、高齢化に伴って、日本語を忘れて母国語が多くなったことで、認知症と誤解される在日コリアンの事例の

---

13)　第3章参照。

14)　川崎市、名古屋市、京都市、大阪市、神戸市などにある。詳しくは、神戸定住外国人支援センター（編）『在日マイノリティ高齢者の生活権——主として在日コリアン高齢者の実態から考える』在日マイノリティスタディーズⅢ、新幹社（2005）参照。

発生を報告している。在日コリアン認知症高齢者のケアに当たっては、コミュニケーションの手段としての朝鮮語の重要性が指摘されている（文2009）。

　一方、帰化した日本籍の人びとの中でも、高齢化が進んでいることが考えられる。2015年末現在までの総帰化者数は約53万人にのぼり、韓国・朝鮮籍がもっとも多い（図2-17）。入植民地の放棄、日韓条約、日中国交回復など、戦争に端を発した諸事情で帰化をした人びとは、中国帰国者1世同様、高齢化を迎えている。帰化をしたことで、表面上、その高齢者がマイノリティ住民の1人であることは看過されがちだが、保健医療福祉サービスにおいては留意すべき点である。

　一方、韓国・朝鮮籍以外でも65歳以上の老年人口は増加の一途をたどっている。65歳以上の老年人口の死亡数4,850のうち、韓国・朝鮮以外の国籍が21.1％を占める。40代50代の定住型住民が大多数を占めるブラジル籍、ペルー籍、フィリピン籍においては、この先、高齢化の問題が間違いなく浮上してくる。藤沼（2001）は、外国籍住民は、概して社会保険や健康保険への加入率が低いため、将来的には介護保険未加入の要介護高齢外国人の増加が予測できると警鐘を鳴らしている。

　中国帰国者に関しても、高齢化の問題は喫緊の課題である。公的支援の母体である厚生労働省・援護局も、高齢化対策の一つとして、帰国者らに対する支援の重点を、これまでの帰国支援から帰国後の生活の充実に方向転換している[15]。なお、帰国者に関しては、後の章（第6、7、8章）で詳しく取り上げる。

4.3　医療サービスを必要とするマイノリティ人口の脆弱性

　総在留数の増加と多様化に伴い、医療サービスを必要とするマイノリティ住民数も増加と多様化を続けている。日本で死に至る人びとも増え続けているが、死亡の年齢割合や死因は国籍や性別によって大きく異なっている

15）厚生労働省・援護局（援護）平成26年3月3日付「社会・援護局関係主管課長会議資料」から。

（図 2-15、図 2-16）。外国籍住民では、10 歳未満と 20 代における死亡が日本籍との比較において特に高く、とりわけフィリピン籍の 10 歳未満の死亡数の割合は、他の国籍に比べて顕著に高かった（表 2-10）。

　日本学術会議基礎医学委員会・健康・生活科学委員会合同パブリックヘルス科学分科会の提言書「わが国の健康の社会格差の現状理解とその改善に向けて」では、失業者、障がい者、ホームレスとともに、外国人労働者が「社会的に不利な立場にあるもの」として挙げられている。外国人労働者の定義は曖昧で、本章においても統計上「外国人労働者」という分類は設定していない。上林（2012）は、「日本で『外国人労働者』という用語を使用する場合、日系中南米人か外国人研修・技能実習生と、不法就労者（非正規滞在者）を指す場合が多い」と述べている。

　国内に在住する日系中南米人の大多数はブラジル人とペルー人で、ブラジル人は全国に約 18 万人、ペルー人は約 5 万人いる（表 2-2）。99％が国内の活動に制限がない「定住型住民」で（表 2-4）、愛知、三重、岐阜などの中部地域と、静岡、群馬、神奈川、埼玉などの関東地域に集住している（表 2-2）。低年齢層が厚く、男女比も均等に 60 代まで満遍なく分布している。出生数も多い。しかし、国民健康保険を含み医療保険の加入対象者でありながら、加入していない人も少なくない。例えば、浜松市で 2014 年度に行われた実態調査[16] では、外国人市民の医療保険未加入者は 8.1％と報告されている。ただ浜松市では、1999 年度が 50％、2002 年度が 47％、2006 年度が 32％、2010 年度が 18.9％と、調査を重ねるごとに医療保険未加入者の割合は減少している。医療保険未加入の理由については、金銭的負担が大きいという経済的な理由がもっとも多く報告されている。滋賀県の調査でも、保険未加入者が 24.8％おり、未加入の一番の理由が「保険料が高い」ことだと報告されている（マルティネスら 2007）。医療保険の有無は、外国人市民の受療行動にも大きな影響を与えており、医療保険非保持者で

16）　浜松市企画調整部国際課『浜松市における日本人市民及び外国人市民の意識実態調査報告書』（2014 年 12 月付）。

は、慢性疾患患者の治療脱落率が、保険保持者に比べて劇的に高く、疾病の悪化を招くこと（レシャードら2008）、重症化するまで医療機関での受診をためらう傾向があること（岩村2007）などが報告されている。

一方、外国人研修生・技能実習生（以下、研修・実習生）は、2015年末現在、中国が約46％、ベトナムが約30％、フィリピンが約9％で、この3か国で約85％を占める（表2-5）。研修・実習生は、帰国後に母国での技術水準向上に寄与し、技能移転が効果的に行われている例がある一方で、本来の趣旨を離れて低賃金労働者の確保に利用する企業も後を絶たず、時間外の残業や、賃金未払い、暴力やセクハラなどの人権侵害の例も報告されている（山内2008）。医療保険の加入義務はあるが未加入も少なくない上に、就業先が都会地から離れた場所に立地していることが多く、地域社会との関係も希薄で隔離された生活を余儀なくされているとの指摘もある（上林2012）。

こうした日系南米人や研修・実習生などの外国人労働者の保険加入については、事業主が人件費増を嫌って届出しない場合もあれば、本人が自己負担分を給料から天引きされるのを嫌って被保険者となることを望まない場合もある（岩村2007）。

次に、難民認定申請者および異議申し立てを行っている人びとの保健医療について考える。2015年の1年間に難民認定申請を行った人は7,500人を越え、異議申し立てを行っている人びとをあわせると、およそ1万人と推定される（図2-12）。この数は年々増加しているが、難民と認定される数は1％にも満たない。難民認定申請中の人は、日本の社会保障や福祉制度の枠組みから排除され、セーフティネットを欠いている状態にある（森2010）。生活保護の受給対象や国民健康保険の加入対象から外れている上に、本国からの迫害を受ける危険性があるため、出身国政府の大使館や領事館の保護を受けることもできない（石井2010）。また日本の難民政策に

は、審査期間がきわめて長期にわたること[17]、未処理件数が多いこと、難民認定申請前の者に対する公的支援がないことなど、きわめて厳しい社会的状況にある（石井 2010）。難民認定申請が受理された後には、生活困窮者は公的支援を申請して支援金を受給でき、加えて在留資格を持つ者は就労許可を受けることができる。しかし、就労許可が下りると公的支援は原則終了してしまうため、ことばの問題などで就労には至らなかった場合、公的支援のない不就労者が存在する結果に陥ることも少なくない（石井 2010）。

　その他、有効な在留資格を持たない人びとは、日本の社会保障や福祉制度の対象から切り離されている。こうした社会的に不安定な立場にある人びとは、精神面においても脆弱性が高いと考えられるが、有効な医療保険も持たず、保健・医療・福祉サービスへのアクセスが容易ではない。

　他方、訪日の短期滞在者でも、その数が増えれば増えるほど日本滞在中に体調を崩したり怪我をしたりして、病院を利用する人びとは増加する。関西国際空港の対岸に位置するりんくう総合医療センターには、年に数件、航空機内で発症した患者が救急搬送されている（南谷 2012）。海外旅行保険を取り扱うジェイアイ傷害火災は、保険金支払い件数と保険加入者数から割り出した海外旅行時の事故発生率をホームページ上で公表しており、そこからは治療・救援者費用の補償件数の割合は約 1.77％と算定できる[18]。あくまでも一つの目安としてではあるが、この割合を 2015 年の訪日外客数約 2,000 万人に当てはめた場合、年間 35 万人以上が日本で医療サービスを利用する可能性があると目算される。また、医療受診を目的に医療滞在ビザで訪日する滞在者は、運用開始から 5 年を経て年間 500 件を越えた程度ではあるが、2015 年からは多国籍化の傾向が出始めた（図 2-9）。こうした訪日外国人患者をめぐる問題として、伊藤（2012）は、ことばの障壁、

---

17)　内閣参質 168 第 49 号において、難民認定申請を行ってからその決定がされるまでの平均期間は 545 日、異議申し立てによって認定された場合の平均期間は 714 日と答弁されている。

18)　ジェイアイ傷害火災ホームページ：http://www.jihoken.co.jp/data/travle/da_tr_index.html（最終アクセス 2016 年 11 月 10 日）

医療保険の問題、医療事故・訴訟に備える必要性などを指摘している。しかしながら、全国の医療機関において、こうした外国人患者対応の整備は十分とは言えないのが現状である（遠藤 2014）。

　本章で明示した各種の統計データから、国内のマイノリティ住民の現況や動向は、国籍や地域によって大きく異なっていることがわかる。すなわち、日本におけるマイノリティ・ヘルスを多国籍人口の増加という単純な理解だけで「外国人医療」の一言に括ってしまっては、マイノリティ住民を包括し現状に合致した医療のあり方を考えることは難しい。

　少なくとも国籍別にみる疫学的研究には、現在の人口動態統計よりも詳細なものが求められる。また、現状の統計データでは、中国帰国者、帰化した者や父母の一方が外国籍の者などの場合、その人の文化的または言語的背景が「日本国籍」のもとに埋もれてしまう。この点に関しては、在日コリアンの高齢者保健福祉に関する研究の中で、李ら（2012）も指摘している。帰化は、国籍を変更することによって参政権および福祉制度を確実に享受することを可能にするため、定住化傾向にある外国籍住民の中には、今後ますますこの選択肢をとる人が増えると予想される。医療においても統計データ上では可視化されない集団やマイノリティ住民の多様性に眼を向ける姿勢が必要である。

　日本におけるマイノリティ人口は、各集団についての疫学的研究を発展させるには、まだ絶対数が少ないかもしれない。しかし、だからこそ今の段階から統計の収集に取り組み始めることが、今後を左右する重要な一歩であると言える。

第 3 章

外国籍住民にまつわる
社会保障制度の変遷

　本書で対象とするマイノリティ住民は、外国籍住民だけではないが、日本の法律や社会制度の整備が、「国籍」によって規定されてきたという歴史的事実は否めない。本章では、外国籍住民に対する日本の保健医療に関連した社会保障制度が、第二次世界大戦以降、時代とともにどのように変遷してきたのかを、社会保障法の適用を追うことで時系列に検討する。加えて章の最後には、これまで日本各地で行われてきたマイノリティ住民支援の取り組みについて紹介する。

1. 第二次世界大戦後（1945年以降）

1.1 「ねじれた日本国憲法」

　1945年8月、日本がポツダム宣言を受諾して第二次世界大戦は終結した。終戦直後、日本における連合国最高司令官の統治形式は間接統治の形をとっており、日本政府は、最高司令官から下された「覚書」に基づいて立法などがなされていた。

　田中（1995：60-62）は、米国が占領に先立って進めていた日本占領研

第3章　外国籍住民にまつわる社会保障制度の変遷

究の一資料の中に、次のような認識が示されていたと述べる。

> 「*日本の憲法（旧）は、基本的人権の保障について、他の憲法に及ばない。それは、これらの権利をすべての人に対して認める代わりに、それらは日本臣民に対してのみ適用すると規定し、日本にいる他の人はその保護を受けられないようにしている……（中略）……日本臣民および日本の統治権の及ぶ範囲にいるすべての人の双方に対して基本的人権を保障する旨を憲法の明文で規定することは、民主主義的理念の発達のための健全な条件を作り出し、また日本にいる外国人に、彼らがこれまで（日本国内で）有していなかった程度の（高い）保護を与えるであろう*」

　田中によると、1946年2月13日に日本政府に手渡されたマッカーサー憲法草案には、「外国人は、法の平等な保護を受ける」と記されていたが、交渉過程で脱落し、この一文は「法の下の平等」（14条）に矮小化されてしまった。

　それでも当初は、「すべての自然人は、その日本国民であると否とを問わず、法の下に平等にして、人種、信条、性別、社会上の身分もしくは門閥または国籍により、政治上、経済上、または社会上の関係において、差別せらるることなし」（下線：著者）とうたわれていた。しかし、交渉の中で、外国人の平等保護、権利保障という重要な部分は消されていった。「日本国民であると否とを問わず」が消え、「国籍」は「門地」に変わり、最終段階では「すべての自然人は」が「すべて国民は」へと変えられた。

　そして、田中が述べるように、この「すべて国民」は「日本国籍保有者」を指すという解釈が生まれるに至り、以降、この解釈のもとに外国人の権利保障が制限されていく。田中は、外国人の権利保障は「未完の戦後改革」に終わったと指摘している。また、法学博士の小畑（2010）は、「ねじれた日本国憲法」と表現している。最終的に、1946年公布、翌年施行された現行の日本国憲法第14条は、以下の通りである。

1. 第二次世界大戦後（1945年以降）

すべて国民は、法の下に平等であって、人種、信条、性別、社会的身分又は門地により、政治的、経済的又は社会的関係において、差別されない。

1.2　外国人登録令

戦後日本における社会保障問題とは、在日韓国・朝鮮人（以下、在日コリアン）や在日台湾人の大量の外国人発生による、国籍条項の矛盾によるものであった（小山 2002）。戦前の社会保障法にも国籍条項は含まれていたが、1910年の日韓統合によって、在日コリアンは日本国籍を保有するものとされたため、国籍条項は問題にならなかった。

しかし戦後、1947年施行の外国人登録令（勅令 207）によって、「台湾人および朝鮮人は、この勅令の適用については、当分の間これを外国人とみなす」と定められた。続く1952年のサンフランシスコ講和条約発効を機に、日本政府は、旧植民地出身者は「日本国籍」を喪失し「外国人」になったとの見解を打ち出し、法務府（現法務省）によって民事局通達が出された。そして在日コリアンらは、国籍選択権を与えられることもない一方的な国籍剥奪により、社会保障立法の適用から全面的にはずされた。わずかに生活保護法については、一方的行政措置として準用されるため、行政の恣意的解釈に委ねられた。

1.3　国民健康保険法

国民健康保険法は、「社会保障及び国民保健の向上に寄与することを目的」に、1938年に創設された。同法では、その保険者を市町村および特別区とし、第5条において、「市町村または特別区の区域内に住所を有する者は、当該市町村が行う国民健康保険の被保険者とする」と規定されていた。この国民健康保険法上の被保険者資格に、もともと国籍要件は明記されていなかった。すなわち、「あえて閉ざす者がなければ門は常に開かれていた」（吉岡 1995：47-50）のである。吉岡は、資料は少ないとしながらも、外国人登録令以降も、ほとんどの市町村では、加入者も少なかった事情も

57

考慮し、各人の既得権も認めて、外国人を除外しなかったのではないかと述べている。

その後1958年に、これまでの国民健康保険法（旧）は全面的に改正され、新たな国民健康保険法が施行された。そして、厚生省令[1]において、一部の「例外」を除き、原則として、日本国籍を有しない者は適用除外者とされた。吉岡は、この改正を「敢えて開くものがなければ、門は常に閉ざされていることになった」と表現している。例外の一つが、「市町村の条例で定める国の国籍を有する者」であり、これを根拠に、地域の外国人住民にあえて門を開く市町村もあった。

1.4　被用者保険

被用者保険（職域保険）である健康保険制度は、1922年に制定された日本で初めての公的医療保険である。健康保険法に基づいて、雇用される者すなわち労働者を被保険者とし、被保険者とその扶養者の労働災害以外の疾病、負傷、死亡や分娩について、必要な保険給付を行う制度である。この健康保険法には施行当初から国籍条項がない。雇用されて働く者に対して、国籍を問わず適用されている。しかしながら、この保険制度の適用には、事業所の事業内容や規模に制限が設けられている。例えばサービス業等の事業所や、常時5人以上の従業員を抱えていない零細企業、大工や左官などの一人親方は、被用者でないとして除外される。

吉岡（1995：42）は、1965年に、在日コリアン多住地域の中学校で保護者の職業を調べ、大部分がこの保険制度の適用外の職業に就いており、その職業の故に健康保険制度から除外されていた状況を明らかにしている。国籍条項で国民健康保険の対象から外れ、職業故に健康保険からも除外されていた状況について、金（2003）は、「実質的に何の健康保険も持つことができなかった時代に、在日コリアンの家庭では、健康を失うことはお

---

1)　国民健康保険法第6条第8号の規定に基づく同法施行規則。1958年厚生省令第53号第1条第2号。

おげさではなく家庭の崩壊をまねくことさえままあった」と伝えている。

1.5　労働者災害保険

　1947年に制定された労働者災害保険制度（労災）は、国籍にかかわりなく、すべての労働者に対して適用される。ただしこの制度は、業務に起因するものという要件があり、すべての傷病を対象とするものではないのに加え、「労災隠し」の問題も指摘されている。

1.6　生活保護法

　生活に困窮する者に対する社会保障政策として、生活保護法がある。1946年に制定された生活保護法（旧）は、もともと明確に内外人平等の原則を採用していた。その後、1950年、連合国最高司令官の「覚書」をふまえて、現行の生活保護法に改正された。

　改正に関して、小山（2002）は、1950年11月6日付、厚生省社会局長からの通達「生活に困窮する外国人に対する福祉措置の方針について」に記された「……日本に居住する外国人についてもその者が生活に困窮する限り、その救済の主たる責任は日本政府にあると解釈されなければならないものである。したがって、生活に困窮する外国人に対する衣食住、医療その他につき最低限度の生活を維持するにたる措置が、日本政府の責任において、諸種の社会福祉対策により確保されなければならない」を取り上げ、外国人に対する権利保障が定められたと解釈している。その一方で、竹中（2015）は、新法上の「国民に対し……」、「すべて国民は……」という表現は、外国人排除規定だと指摘している。

　続く1954年5月8日の厚生省通達「生活に困窮する外国人に対する生活保護の措置について」では、生活保護は外国人を適用の対象としないこと、ただし困窮外国人を放置することは「社会的・人道的にも、治安上にも、……外交関係」からも妥当でなく「当分の間」「準用」すること、しかし「権利としての保護の措置」を請求することと「不服申し立て」はできないことが明記された。竹中（2015）は、これは「権利」ではなく「恩恵」と

第3章　外国籍住民にまつわる社会保障制度の変遷

しての制度適用だと指摘している。

　新法では、国民健康保険等のいかなる医療保障制度の適用も受けていない場合、生活保護法に基づく「医療扶助制度」によって、医療費の支払を受けることができると規定された。すなわち、外国人に対しては、権利ではないが、在留資格の有無や種類を問わず、少なくとも緊急の場合であれば、日本国民と同じ要件で医療扶助の保護を受けることができるようになった。

　これに関し、田中（1995：15-19）は、1966年に起きた、医療扶助を受けたために国外退去になったシンガポール人学生のエピソードを書き留めている。

　学生は肝臓を患って入院したが、当時は国民健康保険に外国人が加入できない時代だったために、治療費の全額を自己負担するしかなかった。幸い福祉事務所が、彼の事情を考慮して「緊急適用」ということで医療扶助が受けられるように手続きをとり、以降は治療費が全額国庫負担となるとともに、「チリ紙代」として月額900円の現金が支給された。ところが、喜んだのも束の間、入院前に申請していた在留期間の更新が「不許可」となって返ってきた。出入国管理局の定める「公共負担者」（生活保護受給者）となっているので、在留は認められないとのことだった。すなわち、医療扶助を受けたことが原因で、出入国管理令違反に問われ、「不法残留」の身となっていたのである。

1.7　出入国管理令第24条

　田中の記録するエピソードに絡めて、外国人の保健医療に関わる法律として挙げておくべきものに、出入国管理令第24条（退去強制事由）がある。出入国管理令は、占領下でポツダム政令として制定され、1952年の「日本国との平和条約」（平和条約）発効時に法律として存続する手続きがとられた。外国人に関する基本法の一つであり、出入国や在留管理などの「動態」を表すものである（田中1995：35）。

　その出入国管理令第24条第4号には、ハンセン病、精神障害者、公共負

1. 第二次世界大戦後（1945年以降）

担者が、日本からの強制退去の理由として定められていた。田中（1995：26）は、当時の入国管理体制を象徴するものとして、「外国人は煮て食おうと焼いて食おうと自由」[2] という元法務省高官の言葉を記し、「外国人の社会的弱者を国外追放にするおぞましい制度」と評している（同：160）。なお本令は、1981年の改正で「出入国管理および難民認定法」に改名された。

1.8 母子保健法・児童福祉法

母子保健法と児童福祉法には、はじめから国籍条項が設けられていない。児童福祉法第22条に定められている入院助産制度は、「……妊産婦が、保健上必要があるにも拘らず、経済的理由などにより入院助産を受けることができないと認めるときは、その妊産婦を助産施設に入所させて助産を受けさせる措置を取らねばならない」と定めている。国籍条項はもとより、健康保険や国民健康保険の加入を前提とした適用要件の規定もない。

母子保健法第16条に基づいて公布される母子健康手帳にも、国籍条項および在留資格の有無に関する規定はない。児童福祉法第20条1項は、「……身体に障がいのある児童に対し、生活能力を得るために必要な医療（育成医療）の給付を行い、またはこれに代えて育成医療に要する費用を支給することができる」と規定し、母子健康法第20条1項は、「……養育のため、病院または診療所に収容することを必要とする未熟児に対し、その養育に必要な医療（養育医療）の給付を行い、またはこれに代えて養育医療に関する費用を支給することができる」と規定している。これら育成医療と養育医療にも、条文上国籍要件はない。しかしながら、子どもの養育を手助けする児童手当、児童扶養手当、特別児童扶養手当は、国籍条項によって外国人住民には門戸が開かれていなかった。

---

2) 田中（1995）は、池上努『法的地位200の質問』京文社（1965年）から引用している。

第3章　外国籍住民にまつわる社会保障制度の変遷

2. 国際人権規約と難民の地位に関する条約（1979 年以降）

2.1 「黒船となったインドシナ難民」

　1975 年のベトナム戦争終結により、ベトナムから難民が国外に大量に流れ出た。ボート・ピープルとなったベトナム難民が米国船に救助され、1975 年に千葉港に到着した。とりあえずの「上陸特別許可」が与えられ、第三国への出国までの「一時滞在」が許可された。

　ベトナム難民が発生したこの年、先進 7 か国首脳会議（サミット）が発足した。サミット参加国の欧米諸国に比べれば、日本とベトナムは「目と鼻の先」（田中 1995：156）であった。日本は国際的プレッシャーのもと、一時滞在から「定住許可」の方針を打ち出し、その後も重要な外交日程のたびに、難民政策の手直しが積み重ねられた。田中は、フランスや英国の新聞が、日本政府の難民受け入れ消極策の背景には在日コリアン等への差別があることに言及し、特に英国の新聞は、「日本人は『純粋な』もしくは無意識の人種差別主義者であり、彼らがこの国にも『人種差別』が存在すること、ないし他民族に対する彼らの態度に何かが欠けていることを認めない限り、事態の改善は望めない」と報道したことを記録している。

　こうした「国際的プレッシャーのもと」（石井 2010）、日本は、1979 年に国際人権規約を、そして 1981 年に難民の地位に関する条約（以下、難民条約）を批准した。国際人権規約の批准に際しては、公共住宅に関わる法律上での国籍条項が撤廃された以外、国内法の改正は何ひとつ行われなかった。ただ、難民条約の批准に際しては、条約が定める難民の社会保障についての「内国民待遇」の矛盾を解くため、国民年金法、児童手当に関する法の国籍条項が撤廃され、外国人住民にも適用されることになった。また、入管令第 24 条第 4 号に定められていたハンセン病、精神障害者および公共負担者に対する退去強制事由が削除された。

　日本における社会保障制度の適用は、「国籍」から「居住」によると解釈されるようになり、田中は、この一連の流れの源流を、「黒船となったインドシナ難民」と表現している。

62

2. 国際人権規約と難民の地位に関する条約（1979年以降）

一方、難民条約と時を同じくした1981年、中国残留孤児の訪日調査による肉親探しが始まった。これを境に、戦後中国東北地方を中心に、現地に取り残されたまま長年帰国がかなわなかった日本人たちが、中国の家族を同伴して、少しずつ日本への帰国を果たし始めた。

2.2　国民健康保険の適用

国籍条項が撤廃されたことを受け、1986年4月、厚生省は国民健康保険の適用について全国的な統一を図るべく、これまで一部の例外を除いて原則的に外国人への適用を除外していた施行規則を改正した。そして、外国人登録を行っており、在留期間が1年以上の者、または日本に1年以上滞在すると認められる者に適用するよう、市町村に指導した。しかし、国民年金法については、1982年の時点ですでに35歳を超えている外国人への国民年金、そして20歳を超えている外国人障害者への福祉年金は、いずれも無年金のまま放置された。

2.3　国籍法

国籍法についても言及しておく。1985年に改正されるまで、日本の国籍法は「父兄血統主義」をとっていた。そのため外国人と結婚した日本人の母は、実子に日本国籍を継承することができず、子どもが無国籍になることがあった。特に沖縄からは、「生地主義」をとる在日米兵との間にこうした事例が報告されていた。1985年の改正によって、「父または母が日本人」の子は日本国民として扱う父母両系主義が採用された。

田中（1995：168）は、この改正にも、国際社会のプレッシャーが大きく関与していたと指摘する。国連総会は、1979年に「女子差別撤廃条約」を定め、日本も翌年署名したが、条約にある「締約国は、子の国籍に関し、女子に対して男子と平等の権利を与える」が、国内の国籍法に矛盾していた。署名から5年を経た1985年に、日本は同条約に加入し、男女雇用機会均等法の制定と国籍法の改正を行った。帰化要件における男女差別も撤廃され、すでに出生している日本人の母から生まれた20歳未満の子には、さ

63

第 3 章　外国籍住民にまつわる社会保障制度の変遷

かのぼって父母両系主義が適用され、改正後 3 年に限っては届け出によって日本国籍が取得できる経過措置をとった。これによって、約 3 万人（半数は在日コリアン）が日本国籍を取得した。同時に戸籍法も改正し、外国性を戸籍上の「氏」とすることができるようになった。

3.　出入国管理及び難民認定法の改正（1990年以降）

3.1　ニューカマーの急増

　1990 年、「出入国管理及び難民認定法」（入管法）が改正された。これによって在留資格が 28 種に拡充した。特に日系人については、非熟練労働であっても就労について制限を受けない「定住者」、「日本人の配偶者等」の在留資格が与えられたため、ブラジル、ペルーからの日系南米人の来日が急増した。中国残留孤児または残留婦人で日本への帰国を果たした中国帰国者による、家族や親族の呼び寄せにも追い風となった。アジアの国々からの研修生・技能実習生の受入れも進み、外国人住民の人口増加とともに多国籍化が進んだ。こうしたニューカマーたちの中には、日本での結婚、出産、育児などを迎えることで、永住資格や日本国籍を取得するものが増加した。

3.2　国民健康保険

　国民健康保険の適用については、入管法改正後の 1992 年、厚生省が都道府県に宛てた「外国人に対する国民健康保険の適用について」において、適用対象となる外国人は、1）外国人登録を行っている者で、入国時当初の在留期間が 1 年以上である者、2）入国当時の在留期間が 1 年未満であっても、入国時の入国目的、入国後の生活実態を勘案し、1 年以上滞在すると認められる者とされ、「1 年以上滞在」と認められるかは、在留資格に定められた特定の資料に基づいて判断されるとされた。

　日系南米人の労働者が集住する愛知県豊田市や群馬県大泉町では、被用

者保険に加入できない外国人労働者に対しても、人道的配慮から国民健康保険への加入を認めるところがあったが、静岡県浜松市を始めとする静岡県西部地域の各地方自治体は加入を認めないなど、その対応は一律ではなかった。一方、外国人住民側の問題として、堤（2008）は保険料収納率が一貫して低いことを指摘している。

3.3　被用者保険

　職域保険である被用者保険は、運用開始から一貫して外国人にも適用されてきたが、労働可能な在留資格を有していることが前提条件であるため、在留資格を持たない者、短期滞在者、留学生等は加入できなかった。また、法人またはそれ以外の従業員数5人未満の事業所の従業員である労働者、期間限定の臨時的雇用者などは対象とされておらず、労働者として来日したニューカマーには、こうした適用除外に該当する者が多く、健康保険法の対象から外れるものが多かった。対象事業所であっても、被用者保険を適用すべき外国人労働者が未加入となっている例があとを絶たなかった。

　堤（2008）は、保険未加入の背景には、未加入へのインセンティブ（誘因）が働いていたと指摘する。すなわち、事業主側は、保険料の半額負担を回避することで、労働者の時給を高くすることができた。労働者側にも、健康なときの保険料負担には抵抗感があり、また健康保険と同時加入が必要な厚生年金は、受給まで日本に滞在している見込のない外国人にとっては無益であることから、加入を回避する傾向が見られた。従業員の中で資格外や超過滞在者を含む場合など、雇用主が事業所としての加入手続きをとらないこともあった。また、外国人労働者は派遣労働者が多いが、派遣先と派遣労働者の間には、実質とは異なり雇用関係がないとされていた。派遣先の企業が大企業であっても、実際の契約関係にある派遣業者は小さな個人経営も多く、健康保険法から除外されているなどの問題もあった。

　対策として、厚生労働省は、2004年に「外国人労働者の雇用・労働条件に関する指針」を改正し、事業主が遵守すべき法令に、健康保険法、厚生年金保険法を追加した。しかし、保険未加入の問題は、いまだに多く報告

されている。

3.4　労働者災害保険

　労働者災害保険制度（労災）は、国籍にも在留資格の有無や種類にもかかわりなく、すべての労働者に対して適用される。ただし、この制度は業務に起因するものという要件があり、すべての傷病を対象とするものではない。また、「労災隠し」の傾向が使用者に見られ、法制度そのものよりも運用に問題があると指摘されている。

　不法就労者の場合、労災制度を利用して不法労働が発覚することにより、使用者側は不法就労助長罪の適用を恐れた。労働者側は、強制送還を恐れたり、そもそも労災制度を知らなかったりすることから、災害の届出をしないことが多かった。沢田（2008）は、業務上の事故で傷害を負いながら、在留期限が切れていたために「医療が受けられない」、「何の保障もされない」、「手続きを拒まれた」といった外国人患者からの相談を報告している。

3.5　生活保護法

　生活保護法に基づいた医療扶助を受ける権利は、外国人にも「準用」されていた。しかし、1990 年、厚生省は「今後は入管法別表二号（永住者、永住者の配偶者等、定住者、日本人の配偶者等）に規定している該当者のみ生活保護の対象とする」という主旨の口頭指示を行ったことで、多くの無保険外国人が医療を受ける権利を奪われた（河本 2003）。健康保険の枠から外れ、個人でも何の医療保険にも加入していないために、医療費が未払いになったり、重症化するまで医療機関の受診を躊躇したりせざるを得ない患者が生まれた。

3.6　医療費未払いに対する救済措置

　有効な医療保険を持たない外国人など、医療費が払えない患者の治療費

未払い[3] に対し、自治体によっては医療機関に対しての救済措置が講じられた。東京都では、「行旅病人及び行旅死亡人取扱法」（行旅病人法）が復活した。行旅病人法は、行き倒れになった旅行者を保護するために、明治時代に制定されたものだった。1947年の生活保護法（旧）整備に伴って休眠状態にあったが、東京都が1992年に復活適用を開始した。この法律には、もともと医療保険加入の有無に規定がないことから、無保険外国人が医療機関を利用して医療費が払えない場合にも、この法律を援用することで救済措置をとることが可能になった。

　ニューカマーの集住地である群馬県は、1993年に「外国人未払い医療費対策事業」を立ち上げ、「外国人未払い医療費補填制度」を開始した。これは、「県内に居住または就労する外国人もしくは、県内の医療機関で受診することにやむを得ない理由を有する外国人で、医療保険の未加入者」が、救急医療にかかった場合、治療費の7割もしくは200万円を上限として自治体が負担をする制度である。神奈川県は、「救急医療機関外国籍県民対策費補助事業」を立ち上げ、外国籍県民で、救急医療機関において救急医療による治療を受けた傷病者のうち、本人の責務により医療費の弁済が行えない場合、医療機関に対して補助を行う措置をとった。

　その他の地域でも同様の制度が制定され、河本（2003）は、1996年の時点では、居住者のみを対象とする地域として神奈川、東京、埼玉を、非居住者まで対象を拡げている地域として兵庫、群馬、千葉、埼玉を挙げている。一方、国による施策として、1996年には「救急未払い医療費補助制度」が始まった。医療費が支払えない患者が、救命救急センターに入院し、30万円以上の医療費がかかった場合、30万円を越える医療費について200万円を限度に支払う、という制度である。

3.7　無料低額診療事業
　社会福祉法が定める第2種社会福祉事業の一つには、生活困難者のため

---

3)　具体的には Ishikawa *et al.*（2003）、西村ら（2011）参照。

第 3 章　外国籍住民にまつわる社会保障制度の変遷

に無料または低額な料金で診療を行う事業（無料低額診療事業）があり、この事業では、正規の在留資格を持たないものを治療しても入管法違反とはならず、通報義務もないとされている（岩村 2007）。

3.8　公衆衛生法

　精神保健法、結核予防法、伝染病予防法などの公衆衛生法の法律は、その目的において社会防衛的な色彩が強いため、条文上に国籍条項がなく、運用上も在留資格の有無や種類を問わず、健康保険や国民健康保険の加入を前提としていない。

3.9　母子保健法・児童福祉法

　入院助産制度や母子健康手帳の公布は、法律上、国籍条項も在留資格の有無も規定していない。しかし 1993 年 4 月頃から、厚生省の指導で、オーバーステイであることを理由に、一切の利用が拒否されるケースがでてきた（小山 2002）。森（2010）は、「在留資格も外国人登録書もなかったので、自治体から母子手帳をもらえなかった」という、ミャンマー難民女性の声を記録している。

　1995 年に行われた厚生省の外国人医療に関する諮問委員会では、子どもの生命に関する制度に関しては自治体の判断で認めてもよいのではないか、との見解が示されたが、沢田（2013）は、これも子どもの権利条約などとの絡みであろうと、外的圧力による要因を指摘している。

　その後 2000 年、当時の社会党、大脇雅子参議院議員の質問にあてた森喜朗総理大臣（当時）答弁[4] で、入院助産制度の適用は、国籍も在留資格の有無も原則的に問わないとし、母子健康手帳については、外国人登録を受けていない外国人は妊娠の届出を必要としないことを前提としつつ、「届出を行うときは、居住地の市町村が母子健康手帳を交付する」と明記された。同時に、育成医療の支給について、基本的には有効な在留資格を持たない

4）　平成 12 年 5 月 26 日付、答弁書第 26 号、内閣参質 147 第 26 号。

外国人への適用は想定していないが、緊急時には給付を行い得ること、養育医療の給付については、医師が入院養育を必要と認めた場合には、在留資格の有無を問わず給付を行い得ることが、それぞれ明記された。

4. 新たな在留管理制度の導入（2009年以降）

　竹中（2015）は、「増加する外国人への制度的対応や、グローバル社会における新たな社会統合原理の必要性の高まり」と表現しているが、外国籍住民の定住化が進むに伴い、国はこうした外国籍住民の管理と生活保障がますます無視できなくなり、2009年に再度入管法の改正を行った。

　2012年には、これまでの外国人登録制度が廃止され、新たな在留管理制度が導入された。これによって、3か月以上の中長期在留者までに、住民基本台帳への登録が義務付けられた。すなわち、3か月以上の滞在見込のある者が「住民」となり、国民健康保険を始めとした社会保障制度の対象者となった。竹中は、これまでの制度の適用は「居住」を根拠に自治体にある程度の判断が委ねられていたが、この改正によって、これまで以上に外国人を選別し「在留資格の有無」で管理していこうとする国家の姿勢が、そのまま自治体に下りてくる可能性が高まったと指摘している。

5. マイノリティ住民支援の取り組み

5.1　自治体による取り組み

　多文化共生に関する総務省の報告書[5]によると、地方自治体の外国人住民に関する取り組みは、1970年代に在日コリアンを対象として始まった。

---

[5]　総務省『多文化共生の推進に関する研究会報告書～地域における多文化共生の推進に向けて～』（2006）。

1980 年代後半には、旧自治省が地域の国際化施策[6]を打ち出し、地方自治体における外国人の活動しやすいまちづくりを促した。1990 年代には、ニューカマーの増加と定住化に対応すべく「内なる国際化」施策に取り組み始める地方自治体が現れ、1990 年代末から 2000 年代の前半にかけては、一部の地方自治体において、外国人住民施策の体系化、総合化が進み、基本指針や基本計画がつくられるようになった。

日系南米人を中心とする外国人集住地域では、2001 年 5 月に「外国人集住都市会議」を設立、同年 10 月には「『浜松宣言』および『提言』」を公表し、国への啓発活動を行った。医療に関する提言では、医療保険制度の見直し、医療通訳や医療・薬事情報の提供の充実が訴えられている。設立当初は 13 都市であった外国人集住都市会議の参加都市は、2016 年 4 月現在、25 都市に及ぶ。

5.2 各地における医療通訳の取り組み

在住外国人への対応として特に必要とされるのが、ことばの障壁を取り除く支援、すなわちコミュニティ通訳である。コミュニティ通訳は、在住外国人が専門職と話すときに使う通訳であり、「医療通訳」、「司法通訳」、「行政通訳」、「教育通訳」に大別される（村松 2015）。自治体や国際交流協会などの支援団体によって、外国籍住民を対象とした生活実態調査が各地で行われているが[7]、医療受診の困難が多く指摘されており、医療現場におけることばの障壁はどの地域においても一番の問題として挙がっている。医療現場における通訳者は、言語能力に加え、医学知識や医療保険制度を理解しておく必要があるとともに、医療者と患者間の言葉の橋渡しには、高いコミュニケーション能力が求められる。

医療通訳研究会（MEDINT）は、医療通訳者の立場から医療通訳の制度

---

6) 「地方公共団体における国際交流のあり方に関する指針」（1987 年）、「国際交流のまちづくりのための指針」（1988 年）および「地域国際交流推進大綱の策定に関する指針」（1989 年）などを指す。

7) とくに浜松市は、1992 年から 2014 年まで 7 回に渡る生活実態調査を継続して行っている。

化を目指して、2002年に神戸で設立された任意団体である。設立のきっかけは、1995年の阪神淡路大震災で被災した多くの外国人が、震災後に難聴や不定愁訴といった問題に苦しんでいたが、うまく治療に結びつけられなかったことの反省だという（村松2011）。こうした問題に取り組むため、外国籍住民が多く暮らす地域では、県や市町村などの自治体、医療機関、国際交流協会、NPO法人やボランティア団体などの多角的な協働によって、様々な形で医療通訳への取り組みが活発化している。その先駆けとなったのが神奈川県である。

　神奈川県は、1998年に外国籍県民神奈川会議を設置し、第1期最終報告書の中で医療通訳の必要性が提言されたのを受け、2002年度に「かながわ外国籍県民医療通訳サービス支援モデル事業」を立ち上げた。この事業は、神奈川県および県内の自治体で構成される、かながわ医療通訳派遣システム自治体協議会と、特定非営利活動法人多言語社会リソースかながわ（以下、MICかながわ）の協働で成り立っている。MICかながわ主催で医療通訳者の研修養成を行い、登録医療機関からの派遣要請に応じている。2015年4月現在で、県内の35の医療機関と協定を結び、11言語で医療通訳サービスを提供している。この神奈川県の事業では、全国に先がけてコーディネーターを設置し、病院と通訳者との調整やトラブル発生時の対応を一本化するとともに、派遣業務全体を集約することで医療通訳の課題を分析するリソースになっている。

　京都市においては、2003年に、NPO法人多文化共生センターきょうとと京都市国際交流協会が協働で「医療通訳派遣システムモデル事業」を立ち上げ、中国語の医療通訳者を養成し、患者が集中している市内の病院へ派遣する事業を開始した。これには、中国帰国者が多い地域という背景があった。翌年には京都市も事業に参画し、対応言語も中国語に加え、英語と韓国語に広がっている。

　愛知県では、2010年度に医療関係団体、大学、NPO、県、市町村からなる医療通訳派遣システムの検討会議が立ち上がり、翌年から県の事業として医療通訳者の養成および派遣が試行された。2012年度には、愛知県多文

第3章　外国籍住民にまつわる社会保障制度の変遷

化共生推進室を事務局とした「あいち医療通訳システム推進協議会」が設立され、本格的に医療通訳者派遣、電話通訳、文書翻訳のシステム運用が始まった。この協議会は、愛知県、県医師会などの医療関係団体、大学、市町村など全64団体で構成されており、県内全市町村と愛知県の負担金で通訳者の養成や派遣コーディネートにかかる運営事務局経費が賄われている。2013年4月現在、67医療機関が登録しており、基幹病院やエイズ拠点病院はほぼ網羅されている。

　滋賀県では、地域医療再生事業として、2011年に県内の3病院との協働で「多言語医療通訳ネットワーク」が立ち上がった。医療通訳者の募集、研修、採用までを一貫して行い、2012年から医療通訳サービスを開始した。ポルトガル語、スペイン語、中国語に対応している。

　神戸市のNPO法人多言語センターFACILは、社会的課題をコミュニティ・ビジネスの手法で解決させようと、2003年から医療通訳システムの制度化に取り組んでいる。2005年からは行政などからの助成金を受け、市内の病院を協力病院とする医療通訳システム構築にむけたモデル事業を開始した。

　その他、佐賀県、長崎県、三重県、茨城県など、自治体が地域の国際交流協会に委託をする形で、医療通訳者の養成や派遣に取り組む地域が多い。

　各地で発展してきた医療通訳派遣システムは、有償を含めた市民ボランティアの力に支えられて成り立っているところが大きい。いずれの取り組みでも、課題とされているのが継続性である。継続させるためには、財政基盤と人材の確保が必須であり、そのためには医療機関を始めとした制度利用者の理解が必須である。医療機関の理解を得るためには、通訳者の質の担保が不可欠であり、そのためには通訳者のモチベーションを上げる必要がある。そして、モチベーションを上げるためには医療通訳者の社会的地位の確立が必要とされるなど、課題はつきない。

5.3　保健医療分野の支援団体における取り組み

　保健医療分野の国際協力活動に従事しているNPO法人AMDAや国際

NGO 団体シェア＝国際保健協力市民の会など、地域を特定せず、電話相談などを通じて全国に点在する外国人の保健医療問題に取り組んでいる団体がある。英国に本拠地をおく国際 NGO のアムネスティ・インターナショナルや東京の認定 NPO 法人難民支援協会（JAR）は、日本における難民問題に取り組んでいる。南米系住民を対象に支援を行っている CRIATIVOS や、在日タイ人の健康向上を目指すボランティア団体 TAWAN などは、HIV/AIDS 対策に力を入れている。その他にも、全国各地に、NPO 法人や民間のボランティア団体による支援が散在している。

5.4　医療機関における医療通訳の取り組み

　外国籍住民集住地域を中心に、「現場のニーズに応じた、止むに止まれぬ選択」（益田 2015）という事情もあり、通訳者を配置するなど、独自で外国人患者対応に取り組んできた医療機関も少なくない。自治体や NPO 団体などと協働している病院も多い。

　日系南米人の多い愛知県豊田市の豊田厚生病院は、1992 年（当時の名称は加茂病院）からポルトガル語通訳者を採用している（細井 2007）。滋賀県の甲賀病院や静岡県の聖隷三方原病院など、南米系外国人住民が多い地域の医療機関では、ポルトガル語、スペイン語の通訳者を常駐させるところが増えてきている。

　三重大学医学部附属病院は、国立大学病院として初めて常勤フルタイムの医療通訳者（ポルトガル語）を雇用した大学病院である。医療通訳者は、ソーシャル・ワーカーや臨床心理士、難病医療専門員らとともに、医療福祉支援センターに所属している（ワキモトら 2013）。この通訳者は、もともと三重県国際交流財団の通訳派遣事業による研修修了生であり、自治体の取り組みが実際の医療機関での雇用に結びついた好例である。

　関西国際空港の対岸に位置するりんくう総合医療センターでは、2006 年に国際外来を設置し（2012 年に「国際診療科」に改名）、医療通訳者の導入を始めた。独自の研修および認定システムを採用し、通訳者をパートタイムで雇用している。2014 年末現在の対応言語は中国語、英語、スペイン

語、ポルトガル語で、曜日によって言語別に常駐している。所属する通訳者らは医療関係者よりも「言語畑出身者」（南谷2015）が大半である。

国立病院機構熊本医療センターや岡山医療センターは、外国人の集住地域ではないものの、外国籍住民や外国人旅行者の緊急入院・手術の経験から、担当部署を設置したり、センター自らが医療通訳者の養成に携わったりするなど、外国人患者対応に気を配っている（臼井ら2009；益田2015）。

病院で雇用される通訳者は、受付から会計、薬剤部まで同行し（南谷2015）、病院内のあらゆる分野、すべての診療科で必要とされている（内田2015）。外部から派遣されてくる医療通訳者よりも、守秘義務の徹底などに精通しており、病院職員からの信頼も厚い。加えて内田（2015）は、医療通訳者の雇用を境に未収金額が半減したことを報告しており、「医療通訳者の雇用は、病院業務において計り知れない」と述べている。

5.5　医療機関におけるその他の取り組み

医療通訳以外の取り組みを行っている医療機関もある。神奈川県の港町診療所は、横浜港で働く労働者の職業病や労働災害に対応する診療所として1978年に設立されたが、1991年からは、急増する外国籍住民に対する医療サービス向上の取り組みを始めている。その一つが、無保険者を対象にした「港町健康互助会」の設立と運営である。これは月額2,000円の会費を徴収することで、患者の医療費負担を3割にし、健康診断も低額で受けられるようにした独自の取り組みである。その他、労働災害事例の相談と診療の強化、自治体と連携した休日出張結核検診・健康相談会、そして先述した神奈川県が行う医療通訳派遣体制の支援も行っている（沢田2008；早川2003）。

外国人住民の保健医療向上を目的とした支援の取り組みは、医療通訳を中心に、各地域に点在する形で年々発展してきている。こうした点をつなぐ試みとして、医療従事者、病院関係者、学識者、医療通訳者ら各分野の専門家有志が集まり、2009年に医療通訳士協議会（Japan Association of

Medical Interpreters: JAMI）が発足した。日本語のできない外国人に対して、日本人と同水準の医療を提供するためには、保健医療分野に造詣の深いプロフェッショナルな通訳士が求められるという共通認識のもと、医療通訳制度整備および通訳者の技術向上を目的とした活動を行い、2013年には「医療通訳士倫理規定」が公表されている[8]。

8）医療通訳士協議会ホームページから。http://www.jami-net.jp/htdocs/

第4章

マイノリティ・ヘルスに関する研究の動向
── 欧米と日本 ──

「*健康格差は、世界中のすべての国や地域で問題となっている。健康格差は、富のあるなしは言うにおよばず、人種・民族、社会階層、性別、教育歴、心身の障害、性的指向、居住地域といった要因がもたらす機会の不均衡によっても生み出される。……これまでは国の平均値の中に埋もれてしまっていたデータを掘り起こし、健康格差の存在に光をあてはじめた国が増えている。*」（下線および日本語訳：著者）

CLOSING THE GAP: Policy into practice on social determinants of health, Discussion Paper, VII.（WHO 2011）.

1. 欧米諸国における先行研究

　欧米諸国におけるマイノリティ住民の医療に関する研究を、すべて把握することは容易ではない。欧州諸国の歴史的に移民を積極的に受け入れてきた経緯や、米国や豪州の現在のマジョリティ住民がそもそも移民であった経緯などから、欧米諸国におけるマイノリティ問題への関心は極めて高い。性別や年齢などと同様に、国家規模で人種・民族別の統計がとられて

おり、多方面から膨大な研究成果の蓄積がある。保健医療に関しても、蓄積されたデータを利用して、人種・民族間の格差が活発に調査研究されている。公的な統計データを使用した調査以外でも、病院などの保健医療サービス利用における、ことばや文化的背景が及ぼす影響を検討した研究が盛んに行われている。

1.1 統計データに基づいた調査研究 ── 米国と英国の格差の可視化 ──

　欧米諸国においては、蓄積された膨大なデータを利用して、人種・民族間における医療ケアの差が調査研究されており、健康格差との関連が報告されている。日本政府の統計では「国籍」による分類が一般的であるが、欧米諸国においては「人種」や「民族」別に分類されている。まず、米国と英国におけるマイノリティの分類方法について述べておく。

　米国ではRace and ethnicity という表現がよく使われる。行政管理予算局（Office of Management and Budget）では、連邦政府の統計上の標準分類として、1）American Indian or Alaska Native、2）Asian or Pacific Islander、3）Black、4）Hispanic、5）White の5分類を定めている。Race と Ethnicity を分ける場合には、Race を、1）American Indian or Alaska Native、2）Asian or Pacific Islander、3）Black、4）White の4種類に大別し、そのサブカテゴリーとして Ethnicity を、1）Hispanic origin、2）Not of Hispanic origin に分類している[1]。ただし、米国国勢調査局（The U.S. Census Bureau）では、1）American Indian or Alaska Native、2）Asian or Pacific Islander、3）Black、4）White の4分類が基本とされており[2]、必ずしも統一されているわけではない。

　英国ではEthnic という表現がよく使われる。英国国家統計局（Office for National Statistics）は、その分類方法として、まず Ethnic group を、1）

1）　U.S. Office of Management and Budget, Standards for the Classification of Federal Data on Race and Ethnicity: https://www.whitehouse.gov/omb/fedreg_race-ethnicity

2）　United States Census Bureau, About Race: http://census.gov/topics/population/race/about. html

White、2）Mixed ／ Multiple ethnic groups、3）Asian ／ Asian British、4）Black ／ African ／ Caribbean ／ Black British、5）Other ethnic group の 5 つに大別し、その下にさらに細かいサブカテゴリーを設定している。例えば、White のサブカテゴリーには、1）English ／ Welsh ／ Scottish ／ Northern Irish ／ British、2）Irish、3）Gypsy or Irish Traveler、4）Others があり、Asian ／ Asian British のサブカテゴリーには、1）Indian、2）Pakistani、3）Bangladeshi、4）Chinese、5）Others がある。こうした英国の分類に関して、Jayaweera（2014）は、出生や死亡の証明書には「出身国」が明記されるのに対して、その他のほとんどでは Ethnicity による分類でデータが蓄積されており、統一性がないために、統計がとりにくい状況にあると指摘している。しかし、出生や死亡の証明書に「出身国」が明記されていることから、移民（Migrant）[3] の健康や保健医療が Migrant Health として一つの研究対象になっている。

米国の *Unequal treatment*

統計データに基づいた研究調査では、人種・民族間の格差が数字で可視化されている。その集大成ともいえるのが、米国で 2003 年に出版された *Unequal treatment: confronting racial and ethnic disparities in health care*（Smedley, B. D., Stith, A. Y., & Nelson, A. R. 編著）である。その中では、米国では急性心筋梗塞の際、アフリカ系アメリカ人患者は白人患者に比べて冠動脈造影検査や冠動脈バイパス手術（CABG）を受ける割合が低いこと（Ford ら 1989）、人種的マイノリティ患者は白人に比べて、高度な治療を受けたとしても、入院から 90 日以内に受けた割合が低いこと（Gregory ら 1999）、ヒスパニック系とアジア系アメリカ人においても、アフリカ系同様に冠動脈造影検査や CABG などを受ける割合が低いこと（Carlisle ら 1995）などが明らかにされている。また、医療ケアの差と健康格差についても、手術によって 1 年以上の生存率が期待される患者にお

3）Jayaweera（2014）は、移民とは、英国以外で産まれ、その後英国に移住した人びととしている。

いて、アフリカ系アメリカ人は白人よりも手術を受ける割合が低く（42％
対 61％）、実際の 5 年生存率では白人に比べて死に至る率が 18％高いこと
（Peterson ら 1997）が明らかにされている。

　こうした検査や治療の違いは、悪性腫瘍（Bach ら 1999；Ball &
Elixhauser 1996）、腎臓移植（Garg ら 2001；Thamer ら 2001）、痛みのコ
ントロール（Cleeland ら 1997；Todd ら 2000）、喘息（Zoratti ら 1998）、
小児（Furth ら 2000；Weech-Maldonado ら 2001）、糖尿病（Chin ら 1998）、
救命救急（Lowe ら 2001）など、あらゆる疾病や状況においてみることが
できる。また、こうした格差が予後の低下や死亡率の増加に関連している
ことも示されており（Bach ら 1999；Peterson ら 1997）、*Unequal treatment*
の編著者らは、高度な医療が必要になればなるほど、重症になればなるほ
ど、人種・民族間の格差は拡がっていると指摘している。

　一方、こうした人種・民族間の格差は、医療保険などの経済的要因や、
医療機関のセッティングの違いといった要因を取り除くことで、格差が解
消されたと分析する研究調査もある（Leape ら 1999；Tayler ら 1997）。し
かし、またその一方で、医療費負担が少ないメディケア（Medicare）[4]対
象者においても人種・民族間の格差が同様に見られることから、格差と患
者の医療費負担の関連性は低いと結論づけている調査報告も多い（Escarse
ら 1993；Gornick ら 1996；McBean & Gornick 1994）。これに関して同書
の編著者らは、経済的要因をはじめとした二次的要因を取り除くことで、
格差は縮小され得るとしても、解消されることはないと結論づけた研究調
査報告の方が、圧倒的に多いと指摘している。

米国保健福祉省の取り組み

　こうした人種・民族間の格差に対して、米国では、保健福祉省の中にマ
イノリティ・ヘルス局を設置し、パブリック・ヘルスの一環として、マイ

4）　高齢者および障害者向け公的医療保険制度であり、米国連邦政府が管轄している社会保険プロ
　　グラムのこと。

ノリティ・ヘルスの枠組みの下、格差の是正に取り組んでいる。そこで推進されている政策の一つが、人びとの文化と言語への配慮を明文化した"National Standards for Culturally and Linguistically Appropriate Services in Health and Health Care"（以下 The National CLAS Standards）の制定と普及である。

The National CLAS Standards は、基本原則、管理体制に関する項目、コミュニケーションに関する項目、継続性や社会的責任に関する項目の4項目に分類され、それぞれの項目の下に全部で15の規範が制定されている。

また実践のための指南書として、"A Blueprint for Advancing and Sustaining CLAS Policy and Practice"が公表されている。例えば、コミュニケーションに関する項目下の規範5には、必要な患者には遅延なく無料で言語サービスを提供することが明記されており、指南書としてのBlueprint の中には、規範5の目的や実践のための手引きのみならず、language assistance の定義や interpreting と translation の違いに至るまで、詳細に記載されている。

こうした米国のマイノリティ・ヘルス政策は、1964年の公民権法第6章[5]を契機に、2000年には大統領令13166[6]が公布されるなど、連邦法がマイノリティ住民の人権を保障し、公的医療機関における Limited English Proficiency（LEP）患者の権利を保障しているところに強さがある。Takesako ら（2013）は、米国ではこうした法的な後ろ盾があったからこそ、The National CLAS Standards の制定や医療通訳の発展が可能であったと指摘している。

英国保健省の取り組み
一方、英国には、米国のようなマイノリティ・ヘルスという概念は存在

---

5) これによって、米国に住む人は人種・肌の色・国籍などを理由に排斥・拒否・差別の対象にされることはない、と規定された。

6) この大統領令によって、LEP の社会的サービスへのアクセス権、が保障された。

せず、マイノリティ・ヘルス局のような専門部局はない。保健省（Department of Health）の下に設置されている Public Health England（PHE）という執行機関が、エスニック・マイノリティの保健医療を含めた健康格差の解消に取り組んでいる。マイノリティ住民の人権が、法律で保障されている点は米国同様である[7]。

英国では、1980 年に公表された "Inequalities of Health"（通称 Black Report）において、英国内における健康格差が明らかにされ、健康格差は社会階層の格差に起因していることが指摘された。この Black Report では、医療サービスそのものは健康格差の原因としては限定的な役割を果たしているに過ぎないと結論づけられ、人種・民族への言及はなかった。

その後 1998 年に公表された "Independent Inquiry into Inequalities in Health Report"（通称 Acheson Report）においても、健康格差は社会階層に起因することが再認識され、格差の根は貧困にあり、産まれたときから始まっていると指摘された。しかし Acheson Report においては、Black Report にはなかった人種・民族への言及があった。すなわち、貧困との関連が高い因子として雇用や教育歴、性別などとともに Ethnicity が指摘された。そして英国で毎年行われている健康調査（Health Survey for England）において、2004 年の焦点として民族的マイノリティ人口の健康（The health of minority ethnic groups）に関する調査が行われた。

しかし英国では、医療や健康にまつわる格差は、人種・民族的マイノリティ人口が概して社会階層の低層部に位置していることに起因する、という論旨で一貫している。2010 年に発表された "Fair Society, Healthy Lives: The Marmot Review"（通称 Marmot Review）においても、人種・民族的マイノリティへの特別な言及はなかった。それに対し、Salway ら（2010）は、Marmot Review は人種的多様性や人種差別が医療のアウトカムに与えている影響についての言及がないが、そこを明示しないことには格差はなくならないと、強く批判している。

7）Race Relations Act（1965, 1968, 1976 and 2000）、Equality Act（2010）などを指す。

1.2 医療現場からの調査研究

ここからは、医療現場から発信された欧米諸国の調査研究を、医療通訳を中心に紹介する。

マイノリティ患者の問題点

Kormaric ら（2012）は、医療現場における文化や言語の異なるマイノリティ患者の問題点は、「言葉の違い」、「文化の違い」、「健康観の違い」、「異文化に対して理解力のある医療者の不足」、「健康に関する教育資源の不足」、「患者のヘルス・リテラシー」、そして「患者の社会経済的地位の低さ」にあると指摘する。

Taveras ら（2004）は、医療者が患者の文化や言語に配慮しなかったことから起こり得る問題として、「誤解の発生」、「継続治療の中断」、「予防医学の不備」、「インフォームド・コンセントにまつわる困難」、「鎮痛管理の不備」、「医療へのアクセス不足」、「不適切な投薬」、「予防接種の遅れ」、「処方の不足」を挙げている。

Pinder ら（2016）は、マイノリティ患者の医療サービスへの満足度は、その国や地域のマジョリティ患者に比べて有意に低いにもかかわらず、その事実は現行の医療政策の中でそれほど重要視されていないと述べ、Gayet-Ageron ら（2011）は、地域の言葉が話せないマイノリティ患者らは、そもそも患者満足度アンケートに回答しようとせず、回答率が極めて低いことを挙げ、その事自体が問題であると指摘している。

豪州における、五つの異なる文化背景を持つ、50 人のマイノリティ患者を対象とした質的調査では、マイノリティ患者らは、概して医療サービスには肯定的であったが、差別や偏見を受けた経験を抱えていたことが明らかにされ、通訳サービスへのアクセスなど、文化的背景に配慮したコミュニケーションの必要性が指摘された（Kormaric ら 2012）。

また、中国系アメリカ人とベトナム系アメリカ人を対象にした Ngo-Metzger ら（2003）の質的調査では、対象者らは受診前に伝統医学に基づいた方法で治癒を試みていたこと、彼らが信じる伝統医学の療法につ

いて医師と話し合いたいが、いい顔をされなかった過去の経験から、なかなか言い出せないでいたことが明らかにされ、医師が伝統医学の知識を持って、偏見なく彼らの療法を受入れてくれることが、良好な医師－患者コミュニケーションの一つの方法であると指摘されている。

　Pino ら（2013）は、公的医療機関で働く看護師を対象とした質的調査において、モロッコからの移民が多いスペイン西側の病院では、西欧人に深く根付いているアラブやイスラムに対する偏見やステレオタイプが、医療者の中にも強く見られることを突き止めつつ、その一方で、医療の第一線で、少なくとも大きなコンフリクトを起こすことなく患者に接している看護師が、医療機関の中に溢れるこうした偏見を変える重要な役割になり得るのではないかと指摘している。

　こうした状況の打開策として、主に議論に挙がっているのが、1）マイノリティの医療従事者の雇用促進、2）医療従事者にむけた異文化理解や適切なマイノリティ患者対応の研修、3）医療通訳体制の強化などを通じたことばの障壁への取り組みなどである（Betancourt ら 2003；Drake & Lowenstein 1998；Henderson ら 2011；Kormaric ら 2012；Pino ら 2013）。特に有効的とされているのが、マイノリティ出身である医療従事者の増員であり、糖尿病の患者を対象にした Hacker ら（2012）の調査では、ことばが通じる医師の診察を受けている患者は、そうではない患者に比べて、救急に駆け込んだり入院に至ったりするような重症化が有意に少なかったと報告している。また、中国系およびベトナム系アメリカ人を対象にした Green ら（2005）によるアンケート調査では、患者は医療通訳者を介して診察を受けても、ことばが通じる医師に診察を受けたときほど、聞きたいことが聞けていなかったことが指摘されている。

医療通訳の有効性

　ことばの問題は欧米諸国においても活発に議論がなされており、医療通訳の有効性を示す研究は多い。Jacob ら（2001）は、医療通訳者が介入したことで定期的な来院や処方が増えるなど医療の質が上がったことを、

Moreno ら（2010）は、通訳者の介入があった群では、なかった群より、医療サービス、医師とのコミュニケーションとも満足度が高かったことを、それぞれ独自の調査から明らかにしている。また、産婦人科に入院しているラテン系女性を対象とした Jimenez ら（2012）の調査では、通訳者が介入することで、痛みのコントロールがより効果的であったことが明らかにされた。Karliner ら（2006）や Flores（2005）の医療通訳に関する文献レビュー調査では、プロフェッショナルな医療通訳者の介入によって、ことばの壁がないところ、あるいはその近くまで医療の質を上げることができると結論づけられている。

　欧米諸国では、医療通訳者を介入させたときのコストの問題についても調査研究が進んでいる。Jacobs ら（2007）は、医療通訳者を介した患者では、通訳費用、予防医学的サービス、再診の数、処方箋が出される枚数が、通訳を必要としない患者よりも多く、短期的に見れば医療費の増加が見られたが、予防医学やプライマリーケアへのアクセスが容易になっていることから、長期的に考えれば、こうした患者の医療費の削減につながり得ると結論づけている。Bischoff ら（2010）の移民を対象とした研究においても、病院で通訳者を介した場合、初期にかかる費用は増えるが、通訳者の介入によって適切な専門医につなぐことができ、徐々に病院へ通う回数が制限されるとともに、重病化を防げるため、長期的に見れば医療費を抑えることにつながることが考えられると、同様の指摘がされている。

　通訳者を介するデメリットとして、診療に余分に時間がかかると医師が思い込んでいるという Tocher ら（1999）の調査結果がある一方、Fagan ら（2002）が行った調査結果では、確かに電話通訳や患者が同伴した通訳者を介した場合では、より時間がかかっているが、病院の専門的な通訳者の介入では、ほとんど診療時間は変わっていないことが明らかにされている。

　米国では対面通訳以外にも、電話通訳やビデオ通訳が頻繁に導入されているが、Price ら（2011）が行った医療通訳者を対象としたアンケート調査では、情報交換には電話通訳で満足できること、少し込み入ったパーソナルな会話になってくると電話通訳では満足度が下がること、特に社会精

神的問題に関わる内容のときは電話通訳では不十分なこと、その点、ビデオ通訳では幾分改善されることが指摘されている。

医療通訳者の質

　医療通訳の問題としては、通訳者の質の問題が活発に議論されている。欧米では、患者の家族や友人、バイリンガルな病院職員などが、場当たり的に行う通訳を Ad hoc（にわか）通訳（日本語訳：永田ら 2010）と呼び、医療通訳としての正規の研修（研修の内容は国や地域、病院によって一律ではない）を受けたプロフェッショナルな通訳者と区別している。

　Flores（2005）は、通訳者の介入がなくて治療に悪影響を与えるのはもちろんのこと、Ad hoc 通訳者が介入した場合にも、通訳ミスが多いために治療に負の影響がでるリスクが高いこと、精神関連の疾患を持つ患者に不適切な通訳をした場合には、深刻な結果を引き起こしかねないことを述べ、Ad hoc 通訳に頼ることの危険性を指摘している。さらに Flores ら（2003）は、通訳者が介入した診察の録音記録から、医療通訳者の通訳ミスは 1 回の診察の中で平均 31 回起こっていること、一番多いのが言葉の「省略」であること、Ad hoc 通訳者が犯すミスは治療の予後に悪影響を与えるリスクがより高いミスであったことを明らかにしている。

　病院内で本職以外に通訳の役割もこなす dual role interpreter に医療通訳のテストをした Moreno ら（2007）の調査では、5 人に 1 人は医療通訳のレベルに達していなかったことが明らかになっている。医療通訳者の研修トレーニングに関する Flores ら（2012）の調査では、医療通訳者が起こすミスの発生頻度は、通訳の経験年数よりも研修時間に関連が強く、100 時間以上のトレーニングを積んだプロフェッショナルな通訳者において、もっともミスが少なかったことが報告されている。

医療通訳者の役割

　一方、豪州における調査では、通訳者たちの声が報告されている。30 人の通訳者を対象にした Butow ら（2010）のフォーカスグループ・インタ

ビューで、通訳者たちは「情報の正確性」、「守秘義務」、「公平性」を通訳者としてのスキルだと捉えている一方で、「正確性を重視するのか、わかりやすさを重視するのか」、「通訳に徹するのか、アドボカシーか」、「通訳のプロフェッショナルに徹するべきか、サポーターの役もこなすべきか」というジレンマを抱えていることが報告されている。同時に「継続性」、「感情のコントロール」、「患者や家族からの過度の期待への対処」が課題として挙げられ、必要な研修やサポートとして、「医療言語」、「コミュニケーションやカウンセリングの技術」、「デブリーフィング」が挙げられている。その一方で、診察室でのやり取りの録音を使った White ら（2008）による米国の調査では、通訳者が医療者の代役や患者の代役を演じていたり、家族と社交的に話したりしていることが、主に Ad hoc 通訳者に多かったことが指摘され、これは医療通訳者としての役割を越えていると、かなり批判的に論じられている。

医療通訳の限界

　医療通訳がマイノリティ患者に与える正の効果が論じられる一方で、限界も検証されている。中国系およびベトナム系患者を対象にしたNgo-Metzger ら（2007）のアンケート調査では、ことばの壁は、不十分な健康教育、パーソナルケアの劣化、満足度の低下に強く関連しており、医療の質の低下につながっていることを明らかにしたうえで、通訳者が介入することで患者の健康教育は満たされる反面、パーソナルケアの向上にはプラスの影響がなく、患者の満足度も上がらないこと、むしろ通訳者の介入が別の因子を引き出した可能性が考えられ、医師の診察に通訳を利用したときは、共通言語を持つ医師の診察を受けたときに比べて、「まあまあ」「不満」と回答した人が 2 倍にのぼったことを明らかにしている。またJackson ら（2009）は、診察室において交わされた会話の録音から、通訳者によって「言い換え」があったものが31%あったこと、そのうち「言い換え」がプラスの効果をもたらしたものが1%あったものの、マイナスの効果をもたらしたものが4%あったと報告し、通訳者の通訳レベルによっ

ては、マイナスの効果を生み出しかねないことを指摘している。

　一方、病院内に医療通訳のシステムが整備されているにもかかわらず、医療者が適切に利用していないという報告も多い。

　Schenker ら（2011）は、医師よりも看護師において医療通訳の利用率が低いこと、患者によると、看護師は通訳者なしでやり過ごすか、ほとんど口をきかないこと、医師は Ad hoc 通訳者を好んで使うことなど、概して病院内においてプロフェッショナルな通訳者はほとんど使われていなかったことを報告している。

　Ramirez ら（2008）は、特に救命救急室における医療通訳の利用率が低いことを指摘しており、同様に Ginde ら（2008）は、救命救急における主な通訳者は医師が30％、成人の家族や友人が22％、病院通訳が15％、未成年の家族が11％、その他の病院スタッフが17％となっており、病院内に体制が整備されていても、プロフェッショナルな病院通訳者の利用率が低かったことを指摘している。

　ノルウェイにおける医師を対象とした Kale ら（2010）のアンケート調査では、医師はプロフェッショナルな通訳者を呼ぶのは時間がかかって実用的ではないと考えており、医療通訳の利用率が低いという結果が報告されている。スイスにおいて医師、看護師、ソーシャル・ワーカーを対象にした Hudelsaon ら（2009）の調査でも、66％が Ad hoc 通訳者を好んで使っており、プロフェッショナルな通訳者の利用率は低いと報告されている。

　さらに決定的な事実として、Schenker ら（2007）の調査では、プロフェッショナルな医療通訳サービスが整っている病院において、LEP（Limited English Proficiency）患者のカルテ上には、そうでない患者の半数近くの割合でインフォームド・コンセントが整っていなかったという結果が示されている。こうした状況は、ことばの違いに起因する問題というよりも、むしろ、あっても利用しない側の意識の問題と捉えられる。Jacob（2008）は、マイノリティ患者の対応については、まず患者のニーズを知ることが何よりも大切であり、ことばの障壁はないと思っていたら診察室での会話には不十分であったり、理解していると思っていたら何も伝わっ

ていなかったりということは、よくあることだと指摘している。Taveras
ら（2004）も、医療者は通訳者を介した患者とのコミュニケーションに慣
れ、通訳者と上手く働く術を持つことが大切であると指摘している。

終末期ケアにおける医療通訳

　マイノリティ患者に対する緩和ケアや終末期ケアにおける、文化やこと
ばへの配慮に関する先行研究も多い。

　Schenker ら（2012a）は、ことばの問題がある場合、多くの患者はこと
ばが通じる医師を希望すること、それがかなわない場合は、状況にもよる
が、家族や友人に頼るよりも、病院の通訳者を適切に介入させる必要があ
ることを指摘している。

　集中治療室 ICU など、患者との意思の疎通ができない状況においては、
家族との面談が行われることも多いが、Kai ら（2011）は、106 人の医師
を対象に行ったフォーカスグループ・インタビューから、医師はがん告知
に際して、第三者が通訳介入することにフラストレーションを感じる場合
が多いことを指摘している。すなわち、患者の家族が通訳者であった場合、
情報の主導権を家族が持ってしまい、医師は患者とともにインフォームド・
コンセントや今後の治療について話し合うことがより困難になってしまう
こと、そしてそのことが病名や予後の告知をためらうことにもつながって
いることを指摘している。同時に、医師らはプロフェッショナルな通訳者
の介入は概ね有益であったと評価している一方で、問題点として、通訳者
の手配に手間がかかること、通訳者を介した患者とのコミュニケーション
のトレーニングを受けていないため、どうすれば良いのか戸惑うことを挙
げている。

　告知における通訳者の介入について、Thornton ら（2009）は、61 面談
の録音記録を分析した結果、告知に際して通訳者の介入があった面談は、
介入が必要なかった面談と全体にかかった時間がほとんど変わらなかった
が、これは通訳介入があった面談では医師と患者双方の発言時間が短かっ
たこと、医師から患者側へのソーシャルサポートについての説明が少なく、

第 4 章　マイノリティ・ヘルスに関する研究の動向

医師による思いやりやアクティブリスニングの姿勢、家族への配慮が希薄
になる傾向があったことに起因すると指摘している。

　一方、通訳者を対象にした Schenker ら（2012b）のアンケート調査で
は、142 人中 121 人が終末期ケアに関わる通訳介入をした経験を持ってお
り、その 121 人中 103 人は、不快感もなく通常通り通訳介入できたと答え
た一方、面談自体が上手く言ったと回答したのは 58 人に留まったこと、事
前に医師との打ち合わせがあったと回答したのは、121 人中 54 人と半数以
下だったこと、121 人中 97 人は終末期医療のための通訳トレーニングに関
心を示したことを報告している。

　患者の宗教、文化的価値や生活様式が、患者の抱える痛み、そして終末
期ケアに与える影響は計り知れず、終末期ケアにおける患者のことばや文
化への配慮は必要不可欠なものである。

　以上、欧米諸国におけるマイノリティ・ヘルスに関する研究の動向をみ
てきた。先述の *Unequal treatment* の編著者は、患者の文化やことばを知
ることは大切であるが、ステレオタイプ的観察や偏見は目の前の患者を見
誤らせることがある、という点も繰り返し指摘している。欧米諸国におい
て、このように活発に議論が繰り広げられていること自体、医療現場にお
けることばや文化の違いが、医療の質をも左右しかねない重要な因子であ
ることの証と言える。

2.　日本における先行研究

2.1　マイノリティ住民の保健医療に関する調査研究の変遷

　1980 年代までは、マイノリティ住民の保健医療に対する社会の関心は薄
く、在日コリアンに関するもの以外、学術的な研究報告は少ない。在日コ
リアンについては、日本籍との比較研究が 1980 年代からなされており、当
時、社会的因子と関連の深い死因で日本人より優位に高い死亡率を呈した

90

こと、大阪市において中年期の男性での死亡が日本人に比べ著しく高かったことなどが報告されている（生方ら 1984；車谷ら 1985；宋 1981）。そうした中において、比較的早くから行われてきたのが、精神保健に関する研究報告であり（岡田ら 1995）、続いてアジア地域出身女性を中心とした母子保健に関するものである（小川ら 1999）。これらは農村部の「外国人花嫁」や「ジャパゆきさん」として日本に在住していたフィリピン女性やタイ女性を対象とし、人道支援的視点からの現場報告が多い（兼子ら 1994；桑山ら 1995；高山 2009）。

そして 1990 年の入管法改正以降、これまでは一部の地域や医療機関において、潜在的にしか認識されていなかったマイノリティ住民の問題が、徐々に表面化しはじめ、2000 年以降には医学系雑誌でも特集が組まれるほどに[8]、研究対象としての拡がりを見せはじめた。内容もこれまでの人道支援的視点に加え、住民として日本人と同等の適切な保健医療サービスが提供されることの重要性に視点が拡がった。マイノリティ患者の知る権利や話す権利、医療機関の説明責任などへの言及が増え、人権の視点に加えて、それを保障する役割として医療通訳に関する研究や報告が増えた。

こうした中、中村（2013a）は、マイノリティ患者には「言語・コミュニケーション」、「保険・経済的側面」、「保健医療システムの違い」、「異文化理解」の壁があることを指摘している。また李（2015）は、日本における外国人保健医療の障壁は、「ことばの壁」と「制度の壁」に加え、些細なことからも生まれる「こころの壁」があり、この三つの壁が互いに影響し合って障壁を大きくすると指摘している。

2.2　医療現場におけることばの問題

医療機関側からの調査研究

医療機関を対象とした複数の調査において、外国人患者対応の課題としてもっとも多く挙げられているのが、言語コミュニケーションの問題であ

---

8)　『治療』88（9），2006 年、『外来小児科』12（3），2009 年など。

第4章 マイノリティ・ヘルスに関する研究の動向

り、その対応策として医療通訳への要望が高い（井上ら 2006；臼井ら 2009；高橋ら 2010；中田ら 2011；松尾 2004）。

高橋ら（2010）による、群馬県内の小児科医を対象とした調査では、167名中117名の医師が、ことばの面で困ったことが「よくある」または「たまにある」と回答している。106名が「身振り手振りや筆談」、104名が「来院者に通訳可能な知人を同伴してもらう」という対応方法をとっており、医療通訳者を介入させて対応していた医師は12名に過ぎなかった一方で、医療通訳の必要性は全体の8割近くが感じていた。

井上ら（2006）は、12年間におよぶ分娩事例の検討を通して、日本語によるコミュニケーションが困難なことから派生する問題点として、医療者と患者間の意思伝達が阻害されることと、患者側に保健・医療・福祉に関する情報が不足していることの2点を挙げている。そして特に前者については、病歴や自覚症状の確認が困難なこと、相互信頼関係の形成と精神的支援が阻害されること、医療従事者の負担が増大すること、インフォームド・コンセントに基づく医療サービスの提供の妨げになっていたことを指摘し、医療通訳制度を整備することの重要性に言及している。

伊藤ら（2004）は、愛知県小牧市の保健センターにおける母子保健の調査で、通訳者の介入によって外国人保護者と保健医療関係者のコミュニケーションが大きく改善され、通訳者を介入させる前に比べ、乳幼児健診の平均受診率が2.3倍に、受診者数は6.3倍に増加したことを明らかにした。この伊藤らの調査は、医療通訳者介入の効果を可視化した点で画期的である。

その一方で、中川（2012）による石川県での調査では、外国語対応可能として公表されている65の医療機関において、診療はほぼ例外なく本人または付添人と日本語もしくは英語で行われていたこと、医療通訳派遣への関心があると答えた医療機関は65機関中9機関に留まっていたことが示されている。同調査では65機関中47機関は外国人患者を「積極的」に受入れたいと回答したが、13機関は「消極的」と回答し、その理由として「時間がかかる」、「不払いの不安」などが挙げられている。この中川の調査は、外国語対応可能と公表している病院における対応の不十分さを指摘してい

92

る点で非常に興味深い。

マイノリティ患者側からの調査研究

　患者側の視点からの研究調査でも、日本の病院を利用しない理由として、ことばの問題は常に上位に挙がっている。浜松市で検診会に参加したブラジル人を対象とした林ら（1998）の調査では、29人中22人が医療受診におけることばの障壁を挙げている。橋本ら（2011）は、在日外国人18人（7カ国）を対象としたインタビュー調査から、妊娠・出産・育児にまつわる問題として、日本語による情報伝達困難に起因するものが最も多く抽出され、そのことが受診の際の不利益、受診抑制、保健医療サービスへの理解不足、通訳の役割を任される家族への負担につながっていたことを明らかにしている。日系ブラジル人と中国帰国者を対象にした藤沼（2001）の調査でも、行政への要望として、「医療機関における言語障壁への対応」が最上位に挙げられている。

医療通訳の必要性

　医療現場でのことばの問題に対し、医療者と患者をつなぐ医療通訳者の必要性は、日本においても医学系の雑誌[9]で特集が組まれるほどに、今や自明のことになっている。マイノリティ患者に適切な医療を提供するためには、ことばや文化の違いに配慮したうえでの円滑なコミュニケーションが不可欠であるが、その役割を果たすのが医療通訳者である（南谷2012）。安心、安全な医療を提供し（李2015）、日本語能力が十分ではない患者の「知る権利、自己決定の権利」を保障するため（沢田2013）にも、必要不可欠な存在である。

　医療通訳の経済的効果として、限定的ではあるが、大学病院において医療通訳者の雇用を境に未収金が半減したこと（内田2015）や、神奈川県の「救急医療機関外国籍県民対策費補助事業」における医療費未払い金の補填

9）『治療』88（9），2006年、『看護』59（10），2007年など。

額の減少（沢田 2016）などが報告されている。沢田は、神奈川県に医療通訳制度ができた 2002 年を境に、医療費未払いの補填額は減少し始め、2002 年に 2,269 万円であったものが、2013 年には 210 万円と 10 分の 1 以下に減少したことを報告し、これだけの急激な減少は医療通訳者の介入なしには考えられないと指摘している。

医療通訳の問題点

医療現場での必要性の声は高まる一方で、医療通訳者は専門職として認知されておらず、様々な困難に直面している。伊藤ら（2012）は、医療通訳者を対象とした調査を通して、通訳者側の問題として、研修を受けていない者を含め、研修が一律ではない上に研修時間が短すぎること、医療者側の問題として、医療者の説明が不十分であること、通訳者の役割を理解できておらず、待合室での説明を求めたり、患者の説得を依頼したりすること、患者側の問題として、生活相談やカウンセリングを求めることなど、医療現場における通訳者の葛藤を指摘している。

村松（2011）は、精神科医療現場での医療通訳について、通訳者に特別な訓練がないこと、患者に感情移入しやすいこと、特に英語や中国語以外のマイノリティ言語では替われる人材がいないことから、通訳者に通常以上のプレッシャーがかかりバーンアウトしやすいことを指摘している。そして、それを回避するためには、医療者側でも通訳者との連携が必要不可欠であることを認識し、うまく通訳者を使うことが必要だと強調している。

「外国人患者は通訳者だけの問題ではなく、医療スタッフ全員で対応し、日本人と同様に平等な医療を提供することが責務である」（細井 2007）という医療従事者の声もあるが、医療者の理解不足を指摘する通訳者の声は多く、医療通訳者をうまく使いながら、外国人医療に興味を持ち、積極的に関わってくれる医療者が増えることが望まれている（村松 2011）。なお、精神科における通訳については、友部（2009）も、特に通訳者のことばの選び方に困難が伴うことを指摘している。

医療通訳者には、日本語を第一言語とする者と、患者の母語を第一言語

とし通訳者自身もマイノリティである者がいる。しかし、各地域で行われている既存の研修プログラムは、こうした通訳者の言語背景に合わせた組み方はされていない。田中ら（2013）は、日本語が第一言語ではない外国人医療通訳者を対象としたインタビュー調査において、通訳者たちが事前訓練の機会もない状況の中、困難やジレンマを努力と工夫で克服し、医療通訳の意義と喜びを見出していく体験とともに、通訳者たちは、より患者に近い立場で文化の仲介者や患者の代弁者となっていることを指摘している。

　一方、通訳の質に関しても議論は高まっている。在日ブラジル人患者を対象とした永田ら（2010）のフォーカスグループ・ディスカッションでは、まったく通訳者を介さない場合のみならず、訓練を受けていない Ad hoc（にわか）通訳者を介した場合においても、医療者 – 患者間コミュニケーションが正確に行われていない危険性が潜在することが指摘されている。青山ら（2014）は、特別な保健医療ニーズをもつ在日外国人母子に対する支援にも、そのプロセスにおいて通訳の質が大きく影響していることを指摘している。また村松（2015）は、外国人患者を「子ども扱い」する通訳者の存在に言及し、通訳者 – 患者間のパターナリズムの発生に警鐘を鳴らしている。

　日本における医療通訳は、まだ専門職として認められておらず、有償も含めボランティアを中心に行われているのが現状である。地域の自治体がNPO 団体等と連携して、独自の研修プログラムによって育成を行い、登録されたボランティア通訳者を派遣する形が主流である[10]。病院で通訳者を雇用するところも増えてきてはいるが、正規雇用しているところは少なく、研修等も病院によってまちまちである[11]。ワキモトら（2013）は、病院での雇用であっても医療通訳の業務が保険点数に加算されないことが、医療機関における雇用につながらない一因とも指摘している。

　医療通訳の現状における課題として、財政基盤、通訳者の社会的地位、

10）　前章の NPO 法人多言語社会リソースかながわ、多文化共生センターきょうとなど。

11）　前章のりんくう総合医療センター、公立甲賀病院、三重大学医学部附属病院など。

第4章　マイノリティ・ヘルスに関する研究の動向

通訳制度やシステム整備の問題、通訳者の人材と質の確保、通訳者の倫理の問題、特に少数言語における人材確保の問題などが指摘されている（飯田 2011；大谷ら 2006；川内 2011；鶴田 2006；村松 2006）。

2.3　ことば以外の問題

医療機関側からみた問題

　医療現場におけるマイノリティ患者対応の問題点として、ことば以外にも、医療保険・医療費の問題、医療制度の違い、医療をめぐる風俗や習慣の違い、疾患の違い、医療・医薬品・ワクチンの違いなどが指摘されており、受診の遅れや不必要な誤解の原因となっている（稲沢 2007；京極 2009；小林 2005；中村 2015）。

　例えば岸本（2012）は、糖尿病患者の診療に際して、医療費の問題から受診の遅れで重篤化した事例や、患者の母国と日本の薬剤の違いの説明や食事指導の難しさを指摘している。市瀬（2006）は、一部の外国人患者に見られる健康保険証の偽名使用、多人数での使い回しや、治療費不払いの問題を指摘している。

　一方、日本人医療者側の問題点として、中萩（2013）は、日本語独特の曖昧な表現が多いこと、患者が納得行くような説明が不足していること、外国人患者に不慣れで消極的なこと、診断書や紹介状の字が読みにくいことなどを挙げている。チェー（2009）も、「日本の医者は患者との議論を得意とせず、質問されると、医師本人が自分の判断を疑われていると勘違いをする」と指摘している。

マイノリティ患者側からみた問題

　マイノリティ患者の側から、国や文化背景の違いについて記述した報告も多い。

　チェー（2005）は、欧米系外国人は本国での医療にあたっては何事にも主治医を介すため、その主治医との契約関係が基本になっていること、その関係においては、日本でよく見られるような一方的に医師から言われるだ

けの医療を、ルール違反ととらえる場合が少なくないことを指摘している。

中萩（2005；2009；2013）は、ブラジル人患者は自己主張が強く、日本の医師には充分な説明が聞けないと感じていること、信仰心が厚く、ときには必要な治療を断ることもあること、日本の医療制度への理解不足があることなどを、ことばの問題とともに挙げている。

また、ブラジル人に関しては、杉浦（2008；2009）も、在日ブラジル人女性を対象としたインタビュー調査から、ブラジル人女性らは母国ブラジルとの比較に基づいて日本の医療を評価していると報告している。杉浦（2008）の調査によると、在日ブラジル人女性は、「経済的支援」と「出産に対する社会の見方」は日本の方が良いと肯定的に捉えていたが、「母乳育児ケア」、「妊娠中の体重制限」、「発熱時の対処」、「予防接種」、「避妊方法」、「小児科救急医療体制」、「疼痛管理」に関しては日本の医療を否定的に捉えており、ブラジルと異なった方法や指導がなされたことに不満と疑問を抱いていた。「避妊方法」については、日本では避妊方法が限られていること、ブラジルでは法律上宗教上禁じられている人工妊娠中絶が日本では一般的に行われていることを疑問視していること、「小児救急体制」がブラジルほど便利ではないこと、「疼痛管理」が不十分で出産時の麻酔や鎮痛剤が十分効かなかった経験を持つ人が複数いたことを明らかにし、ブラジル人女性からみた母子保健医療における日本とブラジルの隔たりを指摘している。

小林（2002）は、大別すると「欧米系」の患者には日本の医療が遅れて見える傾向にある一方、「アジア系を中心とした発展途上国」の患者は、日本の医療がオールマイティだと捉える傾向があることを指摘している。

その他の国籍や地域についても、国民性や習慣、宗教に加え、医療に対する考え方、医療システム、出産にまつわる風習などにおける日本との違いを指摘した報告書や書籍は少なくない[12]。しかしながら、こうした報告書や書籍は、現場からの経験談に基づくものが多く、研究調査に基づいて

---

12) 例えば、『治療』（88）（2006 年）における特集「国別にみる疾患・風俗・習慣の違いと食事指導の問題」、西村明夫『外国人診療ガイド』メディカルビュー社（2006 年）などが挙げられる。

第4章　マイノリティ・ヘルスに関する研究の動向

導き出された学術的論文は少ない。

高齢者医療と介護の問題

　一方、在日コリアンや中国帰国者については、高齢者医療および介護の問題が指摘され始めている。李（2012）は、在日コリアンの高齢者において、経済的困窮と不就学に起因する識字率の低さから、適切な介護保険サービスの利用につながっていないリスクを指摘している。中国帰国者の高齢者に関しては、ことばの障壁があることと、保健医療福祉に関する情報源を持たない人が多いことから、精神的健康問題を抱えている頻度が高いことが指摘されており（胡ら2007）、行政や福祉との連携の重要性が叫ばれている（辻村ら2014）。

疾患に関わる問題

　疾患に関わる問題としては、輸入感染症、結核、HIV/AIDS、日本人に見られない疾患などへの留意が指摘され（山本2006）、特に結核やHIV/AIDSにおいては、受診中断を防ぐためにも結核予防法など既存の制度を活用しての経済負担や、充分な説明を行うための多言語対応、帰国に向けた国内外の支援団体や母国の病院、政府機関などとの連携が必要であると指摘されている（沢田ら2001：山村2001：山村ら2002）。高山（2009）は、HIV/AIDSで受診した外国人患者対応の経験から、日本人側の問題として、日本人の中にある無関心やスティグマに言及している。

　その他、多文化間での葛藤や患者個人のアイデンティティなどと密接に関係している精神保健の問題においては、とにかく落ち着かせて母国に送り返すというこれまでの基本スタンスでは対応が不可能になっており、日本に定住することを考慮した医療へと移行する必要性が指摘されている[13]。これは精神科のみならず医療全般に当てはまることであり、日本国内においてマイノリティ・ヘルスを考える際に、「本当に大切なのは、国策よりも

13）日本社会精神医学会の座談会（植本ら1997）における大西医師の発言。

臨床現場で直接外国人患者に接する医療者の対応」(岸本2012) と言えよう。

2.4　健康の社会的決定要因

　人びとの健康は、生物学的要因や生活習慣などだけで決まるわけではなく、個人が置かれている社会経済的地位（Socioeconomic Status、以下SES）やソーシャル・キャピタルなどの社会的要因（social determinants）によっても決定される（近藤2010）。Kawachi ら（2008）は、日本の長寿は、日本社会における相互サポートの集団的結束性、すなわちソーシャル・キャピタルの高さが要因の一つであると指摘する。

　厚生労働省の「健康日本21」において、第一次（2000 ～ 2012）では個人の生活習慣に着目するあまり社会環境の観点が希薄であったことを反省し、第二次（2013 ～）においては、「社会環境の質の向上」による「健康格差の縮小」が目標として掲げられた（近藤2010）。日本社会における格差が大きな問題となる中、人びとの社会的状況と健康の関連に着目した「健康の社会的決定要因」（Social Determinants of Health、以下SDH）への関心が高まっている。

　日本国内における健康格差やSDH の研究は、これまでにもメタボリックシンドローム（吉井2010a）、がん（吉井2010b）、冠動脈疾患（坪井ら2011）、糖尿病（筒井ら2009）、うつ（村田ら2010）などの疾病とSES との関連を調べたものや、子どもの問題行動（村田2010）、自殺（田中ら2010）、認知症（白井ら2010）などとSES との関連を調べたものが報告されている。

　一方、医療へのアクセスの公平性は、医療サービスが誰にでも利用可能であり、必要とする人びとにサービスが活用されることで成立するが、必要にもかかわらず医療機関の利用を控える受診抑制が、日本人においても、所得の違いや、特に高齢者においては物理的アクセスの問題によって発生している（村田ら2011）。

　国内のこうしたSDH 研究において、社会的要因として取り上げられるのは、所得、学歴、年齢層（特に子どもと高齢者）、性別（特に女性）、雇

第4章　マイノリティ・ヘルスに関する研究の動向

用形態（特に非正規雇用や失業）、居住地（特に過疎地域）などが一般的である。海外との比較は頻繁になされているにもかかわらず、国内においては、対象者の国籍や出身国、第一言語などの要素、すなわち文化的および言語的多様性を変数に捉えているものは稀有である[14]。

　加えて、日本には欧米諸国のように国家規模でマイノリティ間における健康格差を示した統計データはない。沢田（2013）は、厚生労働省の「平成19年度日本における人口動態—外国人を含む人口動態統計」に示めされた、2005年の年齢調整死亡率の国際別比較から、外国人は日本人に比べて自殺以外のすべての疾患で男女ともに死亡率が高く、とくに女性では20％以上も死亡率が高いという差が生じていることを挙げ、健康格差の存在に言及している。しかしこの国際別比較では、マイノリティの多様性が反映されることなく「外国人」と一括りになっており、ここから詳細な実態をつかむのは困難である。

2.5　格差を可視化した研究調査

　こうした中、日本においても特定の地域や医療機関などの現場レベルにおいて、マイノリティ患者とそうではない患者間における差異に言及した貴重な調査報告が、限定的ながら存在する。中野ら（1998）は、診療の記録から外国人の乳児検診率が低いことを明らかにし、低検診率の原因が公費負担で賄われる乳児健診の制度を知らないことにあるのではないかと指摘している。レシャードら（2008）も、乳児健診、3歳児健診、三種混合予防接種のいずれでも、外国人は日本人に比べて受診率が大差で低いこと、また外国人患者では、保険の有無で慢性疾患患者の継続受診率に大差があることを報告している。医療保険に関しては、マルティネスら（2007）も、南米出身者において、医療保険への未加入が受診行動の阻害要因になっていることを指摘している。

14）　田中ほか（2010）が、「在日韓国人等のマイノリティーの自殺死亡率も各々の民族が現在住んでいる国の平均より高く、ときには2倍近くに至ることもある」と言及している程度である。

佐藤ら（2008）は、救急搬送されてきた外国人患者について、62％が複数の医療機関に搬入を拒否されていたこと、受入れた医療機関における未収金は35％にのぼることを報告している。一方、労働災害について、業務上の事故で傷害を負いながら在留期限が切れていたために受診や手続きを拒否されたという報告（沢田2008）や、日本人の労働災害は「腰痛」が大部分であるのに対して、外国人労働者は「上肢の外傷」が3分の2を占めており、明らかに様相が違うとした報告（藤井ら2013）などがある。

薬剤師の視点からは、薬局における疑義照会[15]実施率について、妊娠・授乳中の外国人女性は日本人女性のそれに対して実施率が極めて高いこと（中村2005）、調剤薬局のオンライン調査では、外国人患者に対する薬の説明が日本人患者ほど実施されていないこと（くすりのしおり2015）が、それぞれ指摘されている。

こうした調査や報告はSDHを掲げたものではないが、それぞれが健康格差につながる課題を示唆していることは間違いない。そして、こうした格差は報告がなされている地域だけの問題ではなく、日本全国に潜在的に存在すると考えられる。

3. 先行研究からの課題

米国では、蓄積された膨大な統計データと現場における研究調査から、健康格差を生み出す要因には、人種・民族の違いが大きく関係していると結論づけられている。そして、保健福祉省の中にマイノリティ・ヘルス局を立ち上げ、パブリック・ヘルスの一環としてマイノリティ・ヘルスという新たな枠組みが構築された。The CLAS Standards の制定と普及に取組むなど、文化と言語に配慮した政策を打ち立てながら今日に至っている。

英国においては、人種・民族間の健康格差を認めつつ、その原因を社会

15）医師の処方箋に疑問や不明点がある場合、薬剤師が処方医に問い合わせて確認すること。

経済的格差の中に位置づけている。そして、マイノリティ住民の社会経済的地位の向上を目指した対策が、パブリック・ヘルスの一環として行われている点において、米国同様、マイノリティ住民の健康問題が社会全体の問題として捉えられている。欧米諸国では、その他の国においても、医療の現場では、文化や言語が医療に与える影響についての研究調査が盛んに進められており、文化的および言語的マイノリティ患者への配慮が指摘され続けている。

　日本国内における文化的および言語的マイノリティ住民の保健医療に関する研究は、まだ歴史が浅く知見を蓄積している途上である。現状の把握と課題の抽出が多く、ことばや文化の違いが医療に与える影響についてのエビデンス（科学的根拠）に基づく知見は限定的である。ことばの問題に関しては、医療通訳の必要性や課題については、すでにかなりの報告が出されているが、実際の効果や質の検証など、エビデンスに基づいた調査研究はこれからの課題である。

　医療機関を対象とした調査では、一定の地域において複数の機関にむけた郵送式の質問紙調査が主流であるが、郵送式の質問紙調査では、必ずしも現場を包括的に把握している医療者が現場の声を反映させて回答しているとは限らず、回答者に一定のバイアスがかかることは否めない。医療機関の中で起きている実態を把握するには、複数の医療機関を対象とするよりも、調査地を限定し、医師や看護師のみならず、そこで働く全職員を対象とした調査が有効であろう。

　一方、マイノリティ住民側を対象とした調査研究は、集住地区における南米人を対象としたものは散見され始めているが、まだ限定的であり、さらなるエビデンスの蓄積が求められる。

　日本の医療機関では、国籍や使用言語別に統一的なデータの収集がなされておらず、提供された医療ケアに対する人種や国籍間の格差などを、米国や英国のように可視化することができない。将来的には、そうしたデータの収集が求められるが、その必要性を説くためにも、さらなるエビデンスの積み重ねが必要である。

これらに加え、国内の調査研究の問題点には、日本の医療を振り返ることから始めた研究が少ないことが挙げられる。中村（2013b）は、マイノリティ患者対応で遭遇する問題は、「画一的に近代医療を一方的に押しつけてきた日本の医療現場の問題であると捉え直す必要がある」と説いている。Heckler Report に端を発した米国のマイノリティ・ヘルスも、過去への振り返りと反省から始まっている。突き詰めていけば、マイノリティ住民の医療を考えることは、「日本の医療のあり方そのものを考え直すことにつながる」（中村 2013a）ことであり、マイノリティ患者の視点は日本の医療を映し出す鏡とも言える。

　以上をふまえ、エビデンスの蓄積に寄与するためにも、次章以降でマイノリティ住民の医療受診の経験と医療者側の対応について、独自の調査結果をもとに検討する。そして両者を掛け合わせることで障壁の背景に潜む要因を考察し、医療社会学の視点に立って、マイノリティ住民の医療から日本の医療を見直していく。

第5章

医療現場における
マイノリティ患者対応

1. 背景 ── 皆保険制度を核とした日本の医療 ──

　医療制度の違いや医療にまつわる風俗や習慣の違いなどは、マイノリティ患者の受診抑制を助長したり、医師と患者間の誤解を発生させたりする原因になり得る（小林2005；中村2015）。1993年に実施された百瀬ら（1995）の調査では、95人中34人の医師が、「基本的には、在住外国人が日本の医療制度に従うべき」であり、「その考えに基づいた医療情報の提供が必要」、と回答したことを報告している。

　皆保険制度を核とした日本の保健医療政策は、OECD諸国の中でも、健康長寿国でありながら国民医療費がGDPあたり極めて低い水準にあり、世界の模範とされている（Murray 2011）。日本の医療において皆保険制度は無視できず、ほとんどの病院は保険診療を中心に運営管理がされており、提供される医療ケアの内容や医療費は、その枠内で、ある程度統一化されている。

　宇沢（2000）は、皆保険制度について、被保険者の立場からすると「所得や居住地域などにかかわらず、医学的ないし医療技術的観点から、そのときどきの最適な診療を受けることができる」ことを、大きな利点として

105

第 5 章　医療現場におけるマイノリティ患者対応

挙げている。必要とされる医療を、日本国内において、いつでもどこでも平等に受けられるという素晴らしい制度である。

　その一方で、宇沢は、皆保険制度で定められている保険点数制度について、「保険点数制度のもとでは、物的なものを中心に評価がなされ、医療従事者らの技術料に相当するものが極端に低く評価されている」と強く批判している。

　つまり、患者 1 人に 3 分でも 1 時間でも診察料は同じであるため、時間をかけて丁寧な診察と十分な説明をすることが日常の診療では困難なのに対し、薬の処方や検査を行うほど収入が上がるという、出来高払いの仕組みになっている。また、病気ごとに検査内容や使用できる薬などが決まっており、なおかつ「予防」は保険診療の対象にはならない。

　武井（2005）は、日本の医療に対する批判の典型的なものとして、「3 時間待ちの 3 分診療」、「検査で異常値が出ないと、具合が悪くても病気と認めてもらえない」、「どのような治療を行うのか説明ができていない」などを挙げている。

2.　医療現場における調査の概要

2.1　調査目的

　こうした日本の医療現場における、マイノリティ患者対応の現状を明らかにするために、ある基幹病院で働く病院スタッフを対象に、質問紙調査を行った。本章では、この質問紙調査の結果をもとに、病院における言語的および文化的マイノリティ患者対応について考える。

　本調査によって、現場の声を拾い上げて現状を分析し、把握することは、これまでのマイノリティ患者対応のあり方を客観的に見直す大きな一助になり得る。

2.2 調査地について

　基幹病院とは、一般の総合病院では対応困難な患者が紹介状を持って来院したり、救急搬送されてきたりする医療現場であり、日本人のみならず地域に住むマイノリティ住民にとっても、重要な役割を果たす中核病院である。冒頭で取り上げた帰国者1世の患者も、自宅近くの総合病院に救急搬送された後、手術のために基幹病院に転院していた。

　高度先端医療を担い地域医療の最後の砦ともいえる基幹病院での患者対応は、プライマリーケア中心のかかりつけ医での対応とは異なる場面が多い。精密機器を使った複雑な検査の説明、病名の告知、手術に際してのインフォームド・コンセントなど、患者に対しての高度なコミュニケーション力が必要とされる。

　調査地の病院は、地方都市近郊に位置する大規模な基幹病院である（以下、X病院）。調査当時（2014年5月1日現在）、総職員数は約2,400名で、医療従事者は、医師約650名、看護職員約950名、医療技術職員約280名であった。2013年度の実績では、一日平均患者数が、外来2,433人、入院930人、年間の手術件数が9,450件に上る。特定機能病院に指定され、地域中核病院として幅広い医療活動を行うが、原則として他の医療機関からの紹介状（診療情報提供書）が必要であり、患者から直接の初診予約は受け付けていない。

　X病院の、マイノリティ患者の受け入れに関する実績は公表されていない。特定機能病院という性質上、旅行者は比較的少ないと推察されるが、高度先進医療を求めて、医療を目的に海外から来院する患者の受入れは行っている。地域在住のマイノリティ患者に関しては、他の患者同様、他院からの紹介で来院するため、概して重症患者が多い。すなわち、X病院で求められる多言語、多文化対応は、プライマリーケアで必要とされる範囲を超えてかなり複雑である。

　こうした状況に柔軟に対応するため、X病院には、2013年、医療の国際化を担うセンター（以下、Yセンター）が設置された。

第 5 章　医療現場におけるマイノリティ患者対応

2.3　調査内容

　質問紙調査は 2014 年 8 月 1 日から 20 日間をかけて、患者および患者家族に接する機会のある全職員を対象に実施した。調査項目は、回答者の個人情報（年齢、性別、職種）、臨床年数、X 病院の勤務年数、外国語の会話力、マイノリティ患者・家族に対応した経験、マイノリティ患者・家族の日本語会話力、日本語が通じなかったときの対応方法、日本語が通じなかったときの意思の疎通の状況、ことばの問題から生じた誤解の発生状況、対応に苦慮した点、今後必要とされる対策、スタッフ研修などの各項目に加え、自由記載欄を適宜設けた。質問紙はすべての職種で同じものを使用した。

2.4　倫理的配慮

　質問紙調査は、X 病院 Y センターとの協働により、当時著者が所属していた大阪大学大学院人間科学研究科グローバル人間学専攻倫理委員会の承認、および当時の X 病院長の了承を得たうえで実施した。各部署へ配布した調査依頼状には、調査への参加は任意であること、プライバシーは厳格に保護されることなどを明記した。

3.　調査結果

3.1　属性と対応経験の有無

　結果として、総計 1,531 名から回答を得た。職種をもとに 5 グループに分けて集計し、その内訳は医師 334 名、看護師 759 名、薬剤師 72 名、技師等（臨床検査技師、放射線技師、理学療法士、言語療法士、作業療法士、管理栄養師）123 名、事務（医事課、メディカル・ソーシャル・ワーカー、受付・会計等の委託スタッフ、ボランティア）243 名である。表 5-1 に回答者の属性（年齢、性別、臨床年数、X 病院での勤続年数）を示している。

　図 5-1 は、マイノリティ患者・家族に対応した経験があるかどうかを尋ねた質問への回答結果である。すべての職種において半数以上のスタッフ

3. 調査結果

表 5-1　回答者の属性（N＝1,531）

		医師 334人		看護師 759人		薬剤師 72人		技師等 123人		事務 243人	
		n	%	n	%	n	%	n	%	n	%
年　齢	29歳以下	15	4.5	338	44.5	42	58.3	43	35.0	36	14.8
	30〜39歳	156	46.7	221	29.1	16	22.2	40	32.5	55	22.6
	40〜49歳	115	34.4	143	18.8	9	12.5	20	16.3	78	32.1
	50歳以上	47	14.1	53	7.0	5	6.9	19	16.2	73	30.1
	無回答	1	0.3	4	0.5	0	0	1	0.8	1	0.4
性　別	男	272	81.4	54	7.1	34	47.2	71	57.7	35	14.4
	女	61	18.3	698	92.0	38	52.8	51	41.5	204	84.0
	無回答	1	0.3	7	0.9	0	0	1	0.8	4	1.6
臨床年数	平　均	14.9年		9.7年		8.6年		12.8年		6.4年	
	5年未満	15	4.5	289	38.1	28	38.9	33	26.8	112	46.0
	5〜9年	67	20.1	146	19.2	20	27.8	23	18.7	49	20.2
	10〜19年	123	36.8	148	19.5	8	11.1	27	22.0	36	14.8
	20年以上	79	23.7	124	16.3	12	16.7	28	22.8	11	4.5
	無回答	50	15.0	52	6.9	4	5.6	12	9.8	35	14.4
X病院での勤務年数	平　均	6.5年		8.5年		7.7年		11.3年		4.9年	
	5年未満	140	42.0	305	40.1	31	43.1	39	31.7	121	49.7
	5〜9年	58	17.4	183	24.1	18	25.0	25	20.3	48	19.8
	10〜19年	58	17.4	119	15.7	10	13.9	23	18.7	28	11.5
	20年以上	16	4.8	97	12.8	9	12.5	23	18.7	4	1.6
	無回答	62	18.6	55	7.2	4	5.6	13	10.6	42	17.3

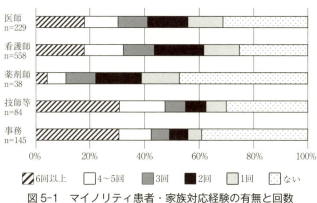

図 5-1　マイノリティ患者・家族対応経験の有無と回数

が、マイノリティ患者・家族に対応した経験を持っている（医師 68.6%、看護師 75.1%、薬剤師 52.8%、技師等 70.7%、事務 61.7%）。また、経験ありの回答のうち約 8 割が複数回にわたる対応経験をもっており、マイノリティ患者・家族が実際に日常的に基幹病院を受診しており、医療従事者のみならず病院全体の職員が対応にあたっていることがわかる。

3.2　言語コミュニケーションの問題

　日本の医療現場におけるマイノリティ患者対応の課題として、これまでにもっとも多く指摘されているのは、間違いなく言語コミュニケーションの問題である（井上ら 2006；臼井ら 2009；高橋 2010；中田ら 2011；松尾 2004）。例えば井上ら（2006）は、医療の現場において日本語におけるコミュニケーションが困難である場合、医療者と患者間の意思疎通が疎外され、病歴などの確認が困難になることや、信頼関係の構築が難しくなることなどの問題点を挙げている。また、マイノリティ住民が日本の病院を利用しない一番の理由として挙げているのも、ことばの障壁である（橋本ら 2011；林ら 1998；藤沼 2001）。X 病院での調査でも、言語コミュニケーションの問題は大きな課題として浮かび上がっている。

英会話力の自己評価

　図 5-2 は、病院スタッフ自身による英会話力の自己評価の結果である。医師では、英会話によるコミュニケーションに「問題なし」と回答した人が 19.2%、「日常会話」レベルと回答した人が 48.2% いる。これを年齢別にみてみると（図 5-3）、年齢が高くなるほど英会話力の自己評価が高くなっている。しかし、医師以外の職種における英会話力の自己評価は極めて低い。「問題なし」に「日常会話」をあわせても、看護師 13.3%、薬剤師 8.3%、技師等 19.5%、事務 3.2% にとどまっている。医師のように、年齢に応じて英会話力の自己評価が高くなることもない。

　また、レベルは問わずに、英語以外に話せる外国語があると回答した人が、全職種合わせて 54 名おり、13 言語にわたる。そのうち中国語が話せ

3. 調査結果

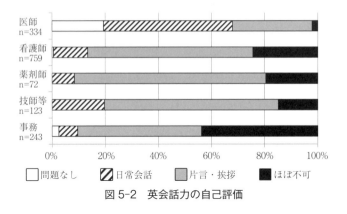

図 5-2　英会話力の自己評価

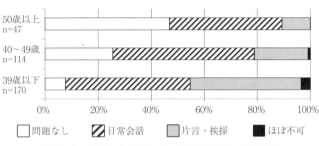

図 5-3　医師・年齢別にみた英会話力の自己評価

ると回答した人が医師3名、看護師8名、事務系3名の計14名いる。

マイノリティ患者・家族の日本語会話力

対応経験をもつと回答した病院スタッフを対象に、その際の患者・家族の日本語会話力がどの程度であったかを聞いたところ（図5-4）、「問題なし」と答えたのは全体の14.0%にとどまり、「片言・挨拶」か「ほぼ不可」の回答が全体の57.3%を占めている。

病院スタッフ側の英語をはじめとする外国語の会話力と、患者側の日本語会話力から見たところ、両者の間にはかなりの割合で共通言語がない状況が生まれており、明らかなことばの障壁が存在していることがわかる。

第5章　医療現場におけるマイノリティ患者対応

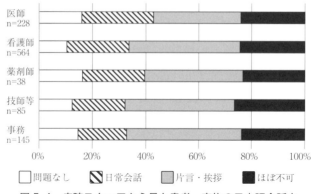

図5-4　病院スタッフから見た患者・家族の日本語会話力

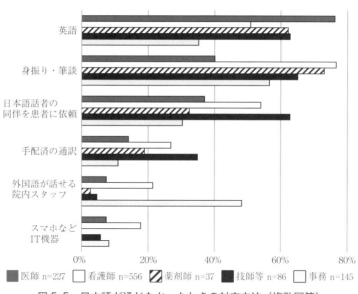

図5-5　日本語が通じなかったときの対応方法（複数回答）

日本語が通じなかったときの対応方法

　日本語が通じないときにどのようにコミュニケーションを図ったのかを質問したところ（図5-5）、医師では、「英語」でコミュニケーションを図ったという回答がもっとも多く（76.2%）、続いて「身振り・筆談」（40.1%）

であるが、医師以外の職種においては、「英語」よりも「身振り・筆談」(看護師 76.6%、薬剤師 73.0%、技師等 65.1%、事務 56.6%) がもっとも頻繁に使われているコミュニケーションの手段である。また、すべての職種において、「日本語話者の同伴を患者に依頼」したという回答も相当数ある (医師 37.0%、看護師 54.0%、薬剤師 32.4%、技師等 62.8%、事務 30.3%)。

その他、自由記載欄には「マニュアルを使っての説明」、「外国語の本を使用」、「指さしボードやカードを作成」、「イラストを描写」、「英語のマニュアルを作成」、「事前に必要言語に訳して書面で用意」、「撮影室設置の多言語発声器」、「目的地まで付き添った」などが挙がっており、こうした記載からは必要に迫られた現場スタッフの努力がうかがえる。

日本語が通じなかったときの相互理解の程度

しかし、こうした現場の努力だけでは解決できない困難な状況も報告されている。図 5-6 は、日本語が通じなかったときに、どの程度相互理解に至ったと思うかを質問した結果である。「十分できた」または「ある程度できた」と回答したのは、医師 52.0%、看護師 20.5%、薬剤師 22.2%、技師等 29.9%、事務 16.6%に留まっている。医師以外の職種においては「最

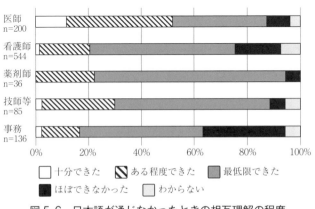

図 5-6　日本語が通じなかったときの相互理解の程度

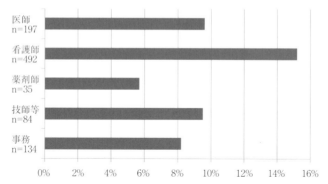

図 5-7 日本語が通じなかった患者・家族との間に、誤解が生じた経験があると回答した割合

低限できた」という回答がもっとも多い。「ほぼできなかった」という回答が、医師 8.7%、看護師 17.2%、薬剤師 5.6%、技師等 5.7%、事務 30.9%ある。さらに、理解できていたのかどうかが「わからない」という回答も、医師 3.9%、看護師 7.4%、技師等 5.7%、事務 5.8%ある。

日本語が通じなかった患者・家族との間に誤解が生じた経験

こうした中、日本語が通じなかった患者・家族との間に、誤解が生じた経験があるかを質問したところ（図 5-7）、この質問への回答があった全 942 名のうち、医師 9.6%、看護師 15.2%、薬剤師 5.7%、技師等 9.5%、事務 8.2%が、そうした経験があると回答している。看護師でもっとも高い割合になっているが、これは看護師が患者に接する時間や密接度がもっとも高いことに起因していると考えられる。

誤解の内容

誤解の内容を詳しくみていくと、1）医療に関わるもの、2）病院システムに関わるもの、3）入院生活に関わるものに大別される（表 5-2）。医療に関わるものには、「治療方針や内容」、「重症度」、「痛み」、「薬」、「検査手順や方法」などについて、「十分な説明ができなかった」、「患者の理解が得

3. 調査結果

表5-2 日本語が通じなかったときに生じた誤解の内容

項　目	職種	内　　容
医療に関わるもの	医　師	・治療方針を理解してもらえなかった。 ・検査結果と今後の治療予定を正しく伝えられなかった。 ・副作用の頻度をきちんと伝えていなかったら、かなり（副作用が）起こりやすいと思われて、薬を飲んでいなかった。 ・どのような誤解かわからないが、ありそうなことだけわかった。
	看護師	・疼痛の明確な部位まで把握できておらず、的確な疼痛コントロールができていなかった。患者は怒りでパニックを起こしかけていた。 ・術後の疼痛コントロールについて十分な説明ができず、なぜその鎮痛剤を使用しているのか、何のために投与しているのか理解が得られなかった。 ・表情からきちんと理解していないと感じた。 ・手術後の安静度や首下入浴可（＝洗髪洗顔禁止）などの、細かいニュアンスが通じていなかった。 ・検査のための延食がうまく伝わらず、時間に食事を出さずに怒られた。 ・日本語が通じないうえ難聴と認知症もあり、言葉が通じなかった（聞こえなかったを含む）のか、忘れたのかが判断できなかった。 ・薬の説明が伝わらず効果や副作用等理解が得られなかった。インフォームド・コンセントで今後のことが上手く伝わらず治療が進まなかった。
	薬剤師	・院内のサイレース1mgと持参のヒプレール1mgが同じ成分だとうまく伝わっていなかった。
	技師等	・こちらの希望するところまで服を脱いでもらえなかった。 ・呼吸の吸気停止や呼気停止がうまくできなかった。
病院システムに関わるもの	事　務	・支払機でカード支払いができなかったとき、説明できなかった。 ・紹介状なしでは診察できない科があり、診察できないことがあることを納得してもらえなかった。 ・手術のデータが入っておらず、支払いができないことが伝わらなかった。退院後しばらくしてからの外来なのに計算ができていないのはおかしいと、なかなか納得してもらえなかった。 ・予約外で受付した際に、初めての科は一つずつの受付と伝えたはずだったが、二つともの受付ができていると誤解されてしまった。
入院生活に関わるもの	看護師	・面会時間、面会制限（通じていてもごり押ししているとも考えられる）。 ・22時までに帰室するよう伝えたはずだが、0時に戻ってきた。

られなかった」など、明らかに医療の質に負の影響を与えたと考えられる
ものが挙げられている。病院システムに関わるものについては、事務から
の体験例が多く報告されており、「紹介状」、「予約外受付」、「支払い」等、
特定機能病院特有の受診方法に起因する問題が挙がっている。入院生活に
関わるものについては、看護師からの体験例が寄せられており、「面会時
間」や「門限」などの「病院のルールが守られなかった」点が挙げられた
一方、それがことばの問題に起因しているのかどうか定かではない、とい
う指摘も挙がっている。

　日本語が伝わらないことで、信頼関係の構築が上手くいかないだけでな
く、ことばの障壁から生じた「誤解」は、治療方針や重症度が理解されな
い、検査結果が伝えられない、インフォームド・コンセントがうまくいか
ない、疼痛管理がうまくいかない、薬のアドヒアランスが守られないなど、
明らかに医療の質に悪影響を及ぼしている。

　ことばの壁がもたらす弊害

　自由記載欄には、医療側と患者・家族側のことばの壁によって生じる様々
な弊害が書き記されている（表5-3）。こうした弊害は、実務面に影響を与
えるものと、感情面に影響を与えるものに分けられる。実務面に影響する
ものとしては、言うべきことがうまく伝えられなかったことで、患者の理
解が得られなかったり、患者に負担をかけてしまったりしたこと、また、
患者の言うことが理解できなかったことで、スタッフ自身が必要以上の労
力をかけなければならなかったことなどが挙げられている。感情面に影響
するものとしては、信頼関係の構築や精神的サポートが難しいことへの懸
念や、病院スタッフ側と患者・家族側双方に起こり得るストレスの問題な
どが挙げられている。

3.3　医療通訳について

　マイノリティ患者・家族対応に必要なもの

　こうした現場の状況の中、マイノリティ患者・家族対応に何が必要だと

表5-3　ことばの壁がもたらす弊害

項目	職種	内　　容
実務面	看護師	• 英語のほとんど話せない患者で、40度の発熱で「フォーティーン（14）」と言われ理解するのに時間がかかった。 • 手術時間が予定より長くかかり、家人がどうして遅くなっているのか説明を求めてきたとき対応に困った（看護師としてはよくあることなので、普段は家族に説明はしない）。 • 夜の巡回時、何の用事できたのか伝えられず、日本語のできる家人に夜中に患者が電話した。 • 手術当日、排便の状況（水様か、色など）を知りたかったが通じず、結局便が出たらナースコールをしてもらった。
感情面	医　師	• こちらの真意が伝わっていない可能性があるので、信頼関係の構築や合併症が生じた際の説明に難渋しそうだと懸念する。
	看護師	• 言葉がわからないと感情をあらわにされるので対応に困った。検査説明等直接話すことが多いので、怒られるとつらい。 • 非言語コミュニケーションも少しの会話で何倍にも患者・家族の気持ちを引き出せるが、その会話能力が少しもないため、精神的なサポートが困難。 • インフォームド・コンセントのとき、わからない言葉で説明され、（患者）とても不安そうだった。 • もっと普段の雑談がしたかった。最低限の会話しかできなかったので、対応が素っ気なくなってしまった気がする。
	事　務	• 「〜できないのか？」を「なぜ〜してくれないのか？」というクレームに捉えてしまったことで大騒ぎしてしまった。「できない」とはっきり答えたらそれで良かったことだった。はっきり答えられるようにならないといけないと思った。

思うかを質問したところ（図5-8）、すべての職種で最も多い回答数を得たのが「医療通訳サービス」である（医師84.9％、看護師84.7％、薬剤師56.3％、技師等68.6％、事務79.2％）。特に医師と看護師においては、自分たちの語学・多文化研修の充実よりも、医療通訳の整備を求める回答がはるかに多い結果である。専門の医療通訳者の介入が、患者と医療者のコミュニケーション、医療へのアクセス、病気の予後、患者の満足度、すべてに利益をもたらすことは、Karlinerら（2006）が行った系統的文献レビュー調査でも明らかにされている。医師とマイノリティ患者間の、ことばの障壁を取り除くことができるのが医療通訳であり、安心、安全な医療を提供し、日本語能力が十分ではない患者の知る権利、自己決定の権利を保障するためにも、必要不可欠な存在である（沢田2013：李2015）。また

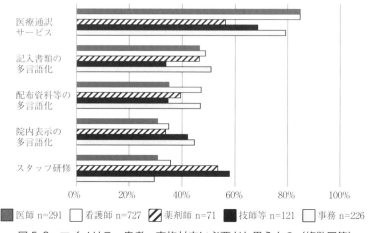

図 5-8　マイノリティ患者・家族対応に必要だと思うもの（複数回答）

国内の複数の医療機関を対象にしたこれまでの各種の調査でも（井上ら 2006；臼井ら 2009；高橋ら 2010；中田ら 2011；松尾 2004）、医療通訳への要望はおしなべて高いことがわかっている。

特に必要な医療通訳の言語

　医療通訳サービスについて、特に必要だと思う言語は何語であるかを質問したところ（図5-9）、医師からは「中国語」通訳のニーズが最も高く、続いて「英語」通訳であるのに対し、その他の職種においては「英語」通訳のニーズがもっとも高くなっている。看護師では「英語」通訳を選択した人が80.0%であるのに対して、「中国語」通訳を選択した人は49.7%であり、薬剤師に至っては95.2%が「英語」通訳を選択したのに対し、「中国語」通訳は19.0%にとどまっている。一方、技師等では「英語」通訳へのニーズも「中国語」通訳へのニーズも比較的高いのに加え、「その他の言語」通訳への要望も高い。なお「その他」には、回答数の多かった順に、スペイン語、アラビア語、ロシア語、フランス語、ポルトガル語、ドイツ語などが挙げられている。

　医師は他の職種に比べて英会話力の自己評価が高いことからも、英語で

3. 調査結果

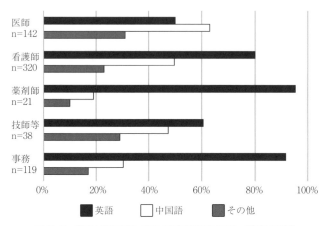

図 5-9 特に必要だと思う医療通訳の言語（複数回答）

あれば自身で対応可能と捉えていることが示唆されるが、病院全体で捉えると英語の医療通訳者を求める声が極めて高い。

しかし、各地域の医療通訳派遣団体や、医療通訳者が複数常駐する総合病院の報告をみていると、実際に英語の通訳者が現場に派遣される回数は他言語に比べてかなり少ない。例えば、X 病院よりも規模は小さいが、地域の基幹病院であるりんくう総合医療センターには、いち早く医療通訳サービスが整備されているが、平成 18 年度から 24 年度までの累計では、英語の通訳者派遣は全体の 28％にすぎない[1]。しかしながら、英語通訳者の需要が高いということが X 病院だけに見られる特別な現象とは考えにくい。実際の医療現場における多くの場面では、医師による診察の場面以外では、専門の通訳者を呼ぶよりも院内で英語を話せる職員らが通訳の役割を担うなど、現場の努力によって対応している状況が推察される。しかし、医療は医師による診療場面以外にも、病院内のいたるところで常に行われている。X 病院調査では、診察室を離れたところで発生する言語コミュニケー

---

[1] 特定非営利活動法人多言語社会リソースかながわ発行「医療通訳フォーラム 2013 in かながわ 〜地域でともに生きるために〜」報告書、および医療通訳士協議会発行「医療通訳の未来像 第 6 回 JAMI 総会・パネルディスカッション報告集」より。

第5章　医療現場におけるマイノリティ患者対応

ションの困難と医療通訳の需要の高さが如実に表れている。

病院スタッフが求める医療通訳

　病院スタッフの「医療通訳」に対する要望は高く、自由記載欄には特に医師と看護師から多くの意見が寄せられている（表5-4）。その内容を詳し

表5-4　病院スタッフが求める医療通訳

項　目	求める性質	職種	内　　容
派遣のシステム	柔軟性	医　師	・気軽に呼べるスタッフの配置を希望。夜間でも電話でも通訳してくれるサービスがあればいい。
		看護師	・簡単に通訳を頼めるシステムが欲しい。インフォームド・コンセントなど重要なときには通訳を依頼するが、日々（患者に）関わる看護師は特に大変なので、毎日の通訳の訪問が一番お願いしたいところ。 ・英語以外の言語に対応できるスタッフは少ないので、正式な通訳でなくても、気軽に頼めて来てもらえるような人が常に数人いるような状況が望ましいと思う。
	確約性	看護師	・事前にわかっている場合は通訳サービスが自動的にできるシステムが必要。 ・麻酔前後は特に母国語で会話ができる人が必要だと思う。以前勤めていた病院はオペ室まで通訳に入ってもらっていた。
通訳の内容	専門性	医　師	・医療内容に通じた通訳スタッフの対応が必要。 ・日本滞在歴の長い通訳は独特の表現もわかりやすく説明してくれて対応しやすかった。医療的な内容や日本のルールに理解を得るには時間がかかると感じた。
		看護師	・通訳がいたが十分な通訳（医療用語等）ができておらず、患者がどんどん不安になった。 ・日本語でのインフォームド・コンセントでも言葉を選んで慎重にしなければいけないので、外国語となれば難しいと思う。簡単な会話とそれ以上は区別すべき。
	ボランティア性	看護師	・言葉が伝わらず患者はストレスフルになっており、治療以外で気持ちを吐き出すための言語ボランティアなどあればよいと思う。
		技師等	・間に入ってくれるスタッフや患者家族が1人いるだけで、簡単な言葉を教えてもらえ、大変助かった。

くみていくと、病院スタッフが求める医療通訳には、派遣のシステムと通訳の内容について、どちらも大きく2通りの性質が見られる。派遣システムについては、「柔軟性」を求める声と「確約性」を求める声に大別される。「柔軟性」で求められているのは、気軽に誰でも必要に応じて呼ぶことができ、夜間や週末などの時間外にも電話などで対応可能なシステムである。「確約性」で求められているのは、入退院や手術の日など事前にスケジュールが組まれている日には、依頼しなくても自動的に通訳派遣が確約されているという対応を求めるものである。特に看護師からの要望が強い。

　通訳の内容については、基本的な医学的知識と日本の保健医療システムが理解できている「専門性の高い通訳者」を求める声と、言語ボランティアなど、毎日のルーティーンケアにおけるちょっとした言語的サポートや、患者の話し相手として、日常ケアにおける通訳者を求める声に大別される。前者については特に医師と看護師からの要望が強く、後者については看護師からの要望が強い。その他、できるだけ多くの言語で対応できる体制を求める声が複数挙がっている。

　X病院では、医療通訳の派遣システムや医療通訳の内容について、どちらも二段構えのあり方が求められているが、実際に医療通訳を配置している病院の現状に鑑みると、この要望に沿った形で医療通訳の整備がなされているところはない。例えば、三重大学医学部附属病院では、2010年から医療福祉支援センター所属でポルトガル語の医療通訳者1名を常駐させており、その重要性は広く認知されている（内田2015）。しかしながら、1名の常駐で、昼夜を通して「柔軟」に、すべての「日常ケア」場面にまで介入することは不可能である。また、病院における医療通訳システムを先駆的に手がけたりんくう国際総合医療センターや、県自治体との協働で医療通訳業務に着手した公立甲賀病院では、医療通訳者が対応できる曜日と時間が決まっており、医療者や患者側がその日時に合わせる必要がある。

　中村（2015）は、米国での先駆的な形として、常勤通訳者による対面通訳、主に希少言語対応用として契約に基づいた外部通訳、遠隔通訳（電話回線やTV電話通訳システムなど）を臨機応変に使い分けるシステムを紹

介している。日本においても、遠隔通訳を利用する医療機関は増えており、需要の多い都市部や外国人集住地域のみならず、医療通訳人材の確保が難しい地方都市や少数言語対応を中心に、今後ますますの広がりが期待されている[2]。目覚ましい進歩を続ける遠隔通訳などのIT活用によって、日本においても将来的には、X病院で求められるような柔軟な対応を可能とするシステムが構築されていくだろう。ただ、こうした仕組みづくりのためには、通訳者の育成、人材の確保や質の担保、費用負担の問題など、解決すべき問題が山積しているのが現状である。

3.4　文化や習慣などの違いに起因する問題
マイノリティ患者・家族対応で苦慮した点

マイノリティ患者・家族対応で何に苦慮したかという質問に対する回答を示したのが図5-10である。医師と看護師は、「治療や手術の説明」(医師

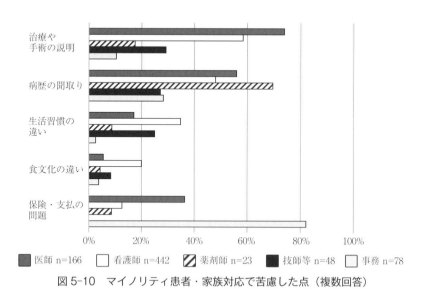

図5-10　マイノリティ患者・家族対応で苦慮した点（複数回答）

---

2) 遠隔医療通訳サービスを提供する会社としてmediPhone（https://www.mediphone.jp/）や株式会社BRICKS（http://www.bricks-corp.com/）がある。

73.9％、看護師 58.4％）にもっとも苦慮したと回答している。「病歴の聞取り」は、薬剤師がもっとも苦慮している点（69.6％）であり、医師（56.0％）と看護師（48.0％）でも回答が多い。「保険・支払の問題」は事務職で極めて高い割合（82.1％）である以外にも、医師においても高い関心（36.4％）が見られた一方で、看護師においては 12.5％と低くなっている。看護師は、「生活習慣の違い」と「食文化の違い」において、他職種よりも高い関心が見られる。

その他、医師からは、「医療文化の違い」、「時間がかかる」、「出産・死産など書類の記載」、「薬を母語で説明されたが一般名がわからなかった」、「理解しているか確信が持てない」、という声が挙がった。看護師からは、「日常の病状確認」、「ケア処置時の説明」、「疼痛の正確な把握」、「意識の確認など筆談や身振りが使えない状況での意思疎通」、「病院ルールの説明」、「指導」などに加え、宗教や独特な伝統文化に対応することへの苦慮が挙がった。薬剤師からは、「薬の説明」や「薬歴、持参薬確認が困難」とのコメントがあった。技師等からは、「検査や採血の手順の説明」、「痛みの部位や息止めができるかなど状態の把握」、「脱衣の承諾」など、検査時の苦労が多く寄せられた。事務からは、「受診に至る過程」、「事前検査や入院手続き」、「役所での手続きの説明」など、医療受診前後の諸問題に関する説明に苦労している声が挙がった。

文化や習慣などの違いに起因する苦慮

自由記載欄には、ことばの障壁よりも、むしろ文化や習慣の違いなどに起因すると考えられる困難が指摘されている（表5-5）。医療制度の違いに端を発した困難、病院のルールを守ってもらえなかったことへの憤り、日本の看護基準や常識とはまったく違う産後ケアへの戸惑いなどが記載されている。また、「中国人は後から文句を言うことが多い印象」などは、回答者の実体験に端を発したものである可能性も否定はできないが、むしろステレオタイプやバイアスが影響しているのではないかと危惧される面もある。Smedley ら（2003）は、医療従事者が患者に対してステレオタイプ的

第5章　医療現場におけるマイノリティ患者対応

表5-5　文化や習慣などの違いに起因する苦慮

職種	内　　容
医　師	・中国人は後から文句を言うことが多い印象があり、防衛的な対応をしてしまうことがあった。 ・入院を前提に来院する患者家族に、医療制度や入院不可の説明をし、納得してもらうのに困った。
看護師	・新生児にやたらと水道水を飲ませる。産褥にわかめスープを飲む。お産の後は1か月休むのが普通と動かない。 ・痛みがあるとき、痛み止めで対応中でも、何もしてくれないと訴えていた。 ・日本の病院での常識が通じない（喫煙とか）。 ・22時までに帰室するように伝えたはずだが0時に戻ってきた。 ・はっきり言わず苛立ちが生じてしまい怒られた。

観察や偏見を抱えてしまうと、目の前の患者を見誤らせることがあると警鐘を鳴らしている。

　一方、「痛み止めで対応中でも、（患者は）何もしてくれないと訴えていた」という看護師の声があるが、この声は、看護師が医師の指示や病院のプロトコールへの準拠が適切な医療と捉えていることをうかがわせるものでもある。「痛み」は発熱のように数字で可視化されるものではないため、そのアセスメントは患者の訴えによってなされる。患者は、当然その訴えに耳を傾けてほしいと思っている。しかし、この看護師の声からは、痛み止めで対応中である以上、患者の痛みの訴えが「不適切」であり、医療側の管理不備ではないと捉えている様子がうかがえる。このことは、指示通りの疼痛管理を提供することが質の高い適切な医療であり、プロトコールを準拠していれば「十分な対応」ができているという「過信」、もしくは「十分なはず」という「逃避」とも受け取れる。

これまでの対応では足りなかったもの

　自由記載欄には、ことばの問題のみならず、病院自体のあり方から日常のケアまで、従来の患者対応では足りなかったものについてのコメントが寄せられている（表5-6）。マイノリティ患者対応の経験を通して、これまでには足りていなかったものへの気づきが、医療現場で生まれていること

3. 調査結果

表 5-6　これまでの対応では満たされていないもの

項　　目	職種	内　　容
病院システムの整備	医　師	• 先進医療、治験、臨床研修などを展開する施設では、海外の患者を対象とすることが今後必須と思われ、そういう患者が「来たときに」ではなく、「日常的に」対応できるシステムが必要。 • スタッフの研修は不要、通訳が必要。
	看護師	• 文化の違いでお互い誤解することも多いと思うので、余裕をもって話ができる体制があればよいと思う。
設備	技師等	• 心エコー室は狭くカーテン一枚のみでプライバシーが保てない。外国の患者からクレームが来ていないか申し訳ない気持ちで検査している。
評価基準	医　師	• 脳外科なので失語レベルの評価が困難。
文化的配慮	医　師	• 宗教上で考慮すべき対応があれば理解しておきたい。
	看護師	• 今後、宗教面で食文化の多様性が求められると思う。 • 国民性や宗教等で子どもの頭をなでてはいけないなど、注意することがあれば国ごとにわかっているとありがたい。 • 食文化、宗教等で入院説明の際の要望を聞き取るのが難しかった。そうした事項の学習が必要だと思った。
研修	医　師	• 医療訴訟に関し、日本人患者と大きく異なる傾向があるのか、事例などを知りたい。
	看護師	• 語学研修が必要だと思う。
	事　務	• 皆ある程度の英語力があるのに、恐怖心から発揮できていないように思う。英語に慣れてもらうような研修を職種別にできればよいと思う。

がうかがえる。病院全体のシステムを整備して、マイノリティ患者・家族対応に適した環境を作る必要があること、患者のプライバシーや文化・生活習慣・宗教などに配慮したサービスや設備を整える必要があること、医療の質に深く関わるものとして、「失語レベルの評価」の問題などが指摘されている。

　このうち患者の宗教への特別な配慮などは、東京の国立国際医療研究センターや大阪の淀川キリスト病院などではすでに始まっている[3]。

---

3)　カトリック新聞オンライン「外国人患者の宗教を大切に」(2016 年 8 月 5 日付)。http://www.cathoshin.com/news/waseda-int-medical-care/11140 (2016 年 11 月 7 日最終アクセス)

第 5 章　医療現場におけるマイノリティ患者対応

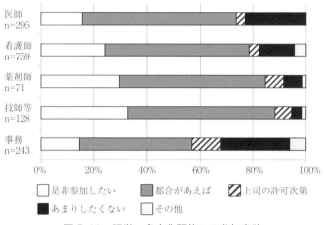

図 5-11　語学・多文化研修への参加意欲

　日本語以外の「失語レベルの評価」に関して、患者との共通言語を持たない医師が、理解できない言語の失語レベルの評価をすることは困難である。仮にマイノリティ患者が第二言語として日本語が話せたとしても、脳梗塞罹患後に日本語を忘れてしまう事例も報告されている（永渕ら 1990）。統計の章で見た通り、マイノリティ住民の高齢化は今後ますます加速することは間違いない。基幹病院における適切な失語レベルの評価は、これからのマイノリティ患者対応には欠かせない。

語学・多文化研修
　マイノリティ患者・家族対応を向上させるための、語学や多文化研修の必要性も訴えられている。こうした研修への参加意欲を聞いたところ（図 5-11）、「是非参加したい」、「都合があえば参加したい」、「上司の許可があれば参加したい」と回答した人びとが、医師 77.0％、看護師 82.4％、薬剤師 91.5％、技師等 94.6％、事務 69.1％おり、特に医療従事者はこうした研修に高い関心があることがわかる。求められる研修の内容としては、「ことば（手話含む）」、「宗教（生活習慣、食）」、「医療文化の違い」、「医療訴訟の事例」などが挙げられている。

3. 調査結果

表5-7　マイノリティ患者・家族への要望

項　目	職種	内　　容
通訳の手配	医　師	• ひどい目にあった。通訳を申し出た家族がこなかった。結局通訳のいる病院に転院してもらった。患者に通訳を用意するよう伝えたが聞き入れられなかった。 • 救急以外では、英語のまったく話せない患者は自分でも通訳を同伴する等努力をしてほしい。すべての言語に対応できるスタッフ配置は無理。医療サイドへの要求が多いと思う。
	看護師	• 入院当日と治療日には必ず通訳の同伴を原則としてほしい。
文化の受容	看護師	• 押し付けたり強制するものではないが、患者側も異文化の病院に入院していることを認識し、受け入れるべきルールはしっかり従ってほしい。 • 文化の違いは仕方ないが、ある程度受容してほしい。 • 患者の文化に合わせるだけでなく、日本の文化もある程度理解してほしい。

3.5　マイノリティ患者・家族対応への思い

マイノリティ患者・家族への要望

　自由記載欄には、マイノリティ患者・家族への要望として、日本にいることを認識し、日本のルールに従って欲しいという文化の受容を求める声とともに、ことばの壁はある程度患者側で準備し、解決してほしいという声が挙がっている（表5-7）。

積極的な思いと消極的な思い

　マイノリティ患者・家族の対応への思いとしては、積極的で前向きに捉える意見とともに、消極的に捉える意見も寄せられている（表5-8）。マイノリティ患者対応の問題が、病院スタッフの中に波紋を投げかけていることがわかる。

　積極的で前向きな意見としては、マイノリティ患者対応が自分たちの技術向上につながるという声や、安心感や信頼を持ってほしいと願う声など、より良い医療サービスの提供に邁進したいという病院スタッフの思いがある。

　一方、消極的な意見としては、他患者への影響を懸念する声や、感情面での葛藤など、マイノリティ患者対応への躊躇の声が聞こえている。変化

127

第5章　医療現場におけるマイノリティ患者対応

表5-8　マイノリティ患者・家族対応への思い

項　目	職種	内　　　　　容
積極的意見	医　師	・医学の世界でも日本に安心感と信頼を持ってもらいたい。 ・機会が増えれば必要上身につくこともあるので、今後も外国語で対応することが増えればよいと思う。
	看護師	・自分も海外に住んで病気になって苦労した経験があるので、できる限り患者のサポートをしたい。語学のスキルを上げたい。
	技師等	・不自由なく医療を受けられるシステムづくりは必須。
	事　務	・心配りや気遣い、笑顔だけでも安心感を与えられるようにすることが大切だと思う。
消極的意見	医　師	・コミュニケーションに時間がかかり、他患者への迷惑になりやすい。
	看護師	・院内の規則を守れない場合が多いので看護スタッフの手がとられる。 ・注意するとすぐにヘイトスピーチと言われて困る。 ・受診に時間がかかり他のことができなくなる。

を求めるよりも従来の枠に沿った医療を順守し、病院のルールや慣習に従ってほしいという医療側の声が根強く聞こえる。「文化の違いは仕方ないが、ある程度受容してほしい」、「コミュニケーションに時間がかかり、他患者への迷惑になりやすい」などの声は、通常診療の枠を越えたマイノリティ患者対応への躊躇の表れであり、従来の枠に沿った医療を重視し、日本の病院の慣習やルールにしたがってほしいという医療者の思いと受け取れる。

　しかし、例えば、「なぜ患者はルールを守れないのか、もしくは守らないのか」という問いは、「なぜそのようなルールや慣習があるのか」という問いにつながり、そして「患者が理解できる形で説明をしたか」という振り返りにつながる。マイノリティ患者に接することで、これまでは気に留めることもなかった「日常」や「あたりまえ」を振り返る、良いきっかけになり得ると考えられる。

ことばの壁に対応する責任の所在

　医師や看護師からは、「（ことばの壁は）患者側である程度何とかしてほしい」、「ひどい目にあった。通訳を申し出た家族が来なかった」など、こ

とばの問題への対処を患者任せにする声や、通訳同行は患者の義務と捉えている声が聞こえている。前述の日本語が通じないときにどうやってコミュニケーションを図ったのかという質問（図5-5）でも、日本語ができる人の同行を患者側に依頼したという回答が相当数確認される。

　群馬県の小児科医を対象とした高橋ら（2010）の調査においても、同様の質問に対して、「身振り手振りや筆談」とともに、「通訳可能な知人を同伴してもらう」が高い回答数を示しているが、高橋らは、知人や友人の通訳では十分な医療的説明ができないことがあることに警鐘を鳴らしている。

　プロフェッショナルな医療通訳の介入は、ことばの壁がないところ、あるいはその近くまで医療の質を上げることができると言われている（Karlinerら 2006；Flores 2005）。ことばの壁が医療者と患者間の不十分な相互理解と誤解を生じさせ、明らかな医療の質の低下を引き起こしていることは、これまでにみてきたとおりであり、通訳者の介入によってことばの壁が取り除かれることで、回避可能なものは少なくないと考えられる。

　X病院に限らず、患者側に通訳の同伴を依頼することが多いというのが今の日本の医療現場の現状であるが、では、果たしてことばの壁に対処すべきは患者側の責務と捉えるべきであろうか。

　国民皆保険制度を基準とし、その枠内で医療が行われている日本の病院において、保険点数に反映されない医療通訳などのサービスは患者次第という捉え方ができる。しかしながら、患者の知る権利や自己決定権を保障するという観点からは、その実践のために必要な手段を講じるのは、医療側の責務と捉えられる。

　丹羽（2015）は、「国際人権規約」（1966年12月16日国連採択）に含まれる「経済的、社会的および文化的権利に関する国際規約」において、外国人や民族的少数者の特別かつ固有の権利として、「自己の言語を使用する権利」並びに、非差別で平等に「保健医療を受ける権利」が保障されていると述べている。

第5章　医療現場におけるマイノリティ患者対応

　では、病院が掲げる「患者の権利と義務」[4] から考えるとどうだろうか。例えば、千葉県病院局の「患者の権利・義務憲章」によると、患者には、医療者から十分な説明と情報提供を受ける権利、それをもとに自らの意志で治療を選択、決定する権利が保障されており、医療者には、こうした患者の権利を保障すべく相応の説明責任が課されている。一方、同憲章は、患者は権利を有していると同時に「義務」も課されていること、すなわち医療者に対して正確な情報を提供するとともに、疾病や医療を十分に理解するように努力をする「義務」が課されていることを記している。こうした患者の義務に着目すれば、患者側に通訳者の同行を求めることには一理ある。

　しかしながら、常に患者側に通訳者の同行を求めることには、限界とリスクが伴うことも決して忘れてはならない。患者が同伴してくる通訳者は、患者家族や友人、職場の同僚などが多い。医療通訳の研修やトレーニングを受けた経験のない人がほとんどであり、医療現場で働く際に最低限必要とされる倫理などにも精通していない、いわゆる Ad hoc（にわか）通訳者である。永田ら（2010）は、在日ブラジル人を対象とした調査から、Ad hoc 通訳者を介した場合、医療者－患者間コミュニケーションが正確に行われていない危険性が潜在していることを指摘している。第4章で取り上げた通り、Ad hoc 通訳者の介入が、治療に悪影響を及ぼしかねないことは、欧米の複数の先行研究でも指摘されている（Flores ら 2003；Flores 2005；Karliner ら 2006）。また、前述の図5-5に示した通り、日本語が通じないときには院内で外国語が話せるスタッフにお願いするという回答も見られるが、通常業務だけでも多忙な実際の臨床現場において、1人のスタッフが本務と並行して通訳者の役割をこなすことは困難である。加えてMoreno ら（2007）の調査では、Ad hoc 通訳を請け負ったことのある病

---

4) 多くの病院のホームページ上に明記されている。例えば、聖隷三方原病院「患者の権利と義務」に関する宣言（http://www.seirei.or.jp/mikatahara/outline/491.html）、千葉県病院局「患者の権利・義務憲章」(https://www.pref.chiba.lg.jp/byouin/kenritsubyouin/joukyou/kanjanokenri.html）など。

院職員のうち、5人に1人は医療通訳レベルの知識や技術を備えていなかったことも示されている。こうした状況に鑑みると、ことばの壁に対する責務を患者側に求め、通訳者の立場や能力を顧みずに患者任せにすることは、医療の質の担保を医療側が放棄し、一切を患者側の手に委ねることになりかねない。

　米国では、人種差別を禁じた連邦法や大統領令などを根拠に、英語が不得手な人びとに対する社会的サービスへのアクセス権が保障されており、政府から補助金を受けている公的な病院においては、患者の必要性に応じて訓練を受けた医療通訳者を介入させることが義務付けられている（竹迫2016）。しかし米国と違い、マイノリティ住民の権利保障に関する法的後ろ盾に乏しく、医療通訳のシステム自体が整備されていない日本の現状において、米国のように医療者側にことばの壁への責任を問うことは現実的ではない。とはいえ、通訳者を同行するのは患者の責務であり、患者側が当然やるべきことであるという捉え方も、決して適切ではないだろう。

　患者との間に共通言語がなく、患者側に通訳の同行を求めたり、病院内のバイリンガルスタッフを利用したりする場合、医療側には、「通訳がいれば大丈夫」ではなく、少なくとも Ad hoc 通訳者のリスクを認識し、通訳に入る人の立場や能力への十分な配慮が必要とされる。

4. 調査の限界

　ここで、本質問紙調査の限界について触れておきたい。本質問紙では、患者の国籍と母国語についての質問項目を、選択式ではなく自由記載で設けていた。その結果、回答欄には「空白」、「わからない」、「多数」、「……など」、「アジアのどこか」など、データとして取り扱えない回答が多くなってしまった。

　さらに、母国語欄には「空白」や「わからない」という回答の他、患者・家族の母国語ではなく、明らかに診療上使用した「患者との共通言語」が

第5章　医療現場におけるマイノリティ患者対応

多数記載されていた。例えば、国籍欄には中国や複数の国名を記載しているにもかかわらず、母国語欄には「英語」と記載されていたものが散見された。こうした事情から、患者の国籍と母国語についてのデータの公表は控えざるを得なかった。これらのことは本調査の限界として、今後の追跡調査の際に教訓としたい。

5. 今後の課題

中村（2013a）は、言語や文化の異なる患者には、「言語・コミュニケーション」、「保険・経済的側面」、「保健医療システムの違い」、「異文化理解」の壁があることを指摘しているが、これらの壁は、診察室はもとより受付から会計に至るまで、病院の隅々にまで深く関係していることは、X病院の調査結果からも明らかである。遠藤（2014）は、全国の病院を対象とした調査から、体制整備に課題がありながらも、外国人患者の受け入れ実績をもつ病院が多いことを明らかにしており、X病院と同様の状況は日本全国にあると考えられる。

本調査は、X病院内に、国際医療を管轄するYセンターが設置されてから1年という時期に実施した。設置後5年を経たいま、本調査で指摘された課題の中には、Yセンターの活動ですでに改善につながった部分や、現在着手中の取り組みが多く含まれる。例えば、総合受付には外国人対応の専用ラインが設けられ、病院案内の冊子や院内表示の多言語化も出来上がり、会計や受付などには、翻訳機能を備えたタブレットが設置されるようになった。

医療通訳に関しても、一部の費用を患者側が負担する形で派遣システムが始まっている。ただ、一部とはいえ、費用を患者負担にしていることで、医療者が必要性を訴えても、患者が支払いを拒否すれば通訳者の派遣ができないという状況が生まれかねない。この点については、今後さらなる議論が必要である。また、通訳者の質の評価や、医療通訳者を介入させるこ

5. 今後の課題

とによって医療の質に変化があったか、患者や病院職員の満足度は上がっ
たか、費用対効果はどうなのか、などを検証していくことが、今後に課さ
れた課題である。

第 6 章

中国帰国者の概要

　ここからマイノリティ住民の一集団である中国帰国者を取り上げる。本章では、まず中国帰国者の概要を整理する。そして、厚生労働省社会・援護局が実施した中国残留孤児等実態調査結果報告書[1] から保健医療に関するものを抜粋し、現状把握の足がかりとする。次にフィールドワークから得た知見、すなわち、後述の NPO 団体が主催する中国帰国者交流会でのボランティア活動を通じた参与観察と交流会参加者へのインフォーマル・インタビュー[2]、帰国者 2 世が中心となって立ち上げた介護通訳プロジェクトの参与観察と代表者へのインタビューを報告し、次章の当事者の語りへとつないでいく。

---

1) 厚労省による中国帰国者を対象とした実態調査は、これまでに 4 回（平成 14 年度、平成 15 年度、平成 21 年度、平成 27 年度）行われている。本章では、平成 15 年度版、平成 21 年度版、平成 27 年度版を取り上げる。

2) 佐藤（2002：220-281）は、インフォーマル・インタビューは、「現実感（リアリティ）のある問題が何であるか、その問題について聞き出すにはどこでどのように聞けばよいかなどを明確にするために、最も効果的なインタビューの仕方であるとともに、自然な社会生活の中で生じてくる証言」だと指摘する。

135

第 6 章　中国帰国者の概要

1.　中国帰国者とは

　中国帰国者とは、第二次世界大戦時に開拓団などで中国東北地方へ移住し、戦況の悪化で現地に取り残された日本人（「中国残留邦人[3]」）のうち、日本と中国の国交が回復した 1972 年以降に日本への永住帰国を果たした人びとおよびその家族を指す。現地での戦況の悪化によって、成人男子は現地で応召されたため、残された人びとは主に高齢者、女性と子供たちであった。そして、終戦直後の混乱の中、辛くも生命を保ち得た者たちは、中国人の養子や妻となり、中国文化や風習の中で何十年も生きてきた。蘭（2000）が、その実態から「本国帰還者という移民」と言い表しているように、中国帰国者にとっては、日本への帰国は異文化社会への移住であった。日本帰国時に壮年を過ぎていたため、日本語の習得が困難で、就労もうまくいかず、日本社会へうまく溶け込めなかった人たちが多い。

　厚生労働省社会・援護局によると、2016 年 3 月 31 日現在の永住帰国者数は、全国に 6,716 人で、同伴家族を含めた総数では 20,894 人と報告されている。それに加えて、後から呼び寄せた家族や親族（以下、呼び寄せ家族）が次々と日本に移住してきており、平成 21 年度中国残留邦人等実態調査結果報告書（以下、生活実態調査 2009）では、帰国者 1 人あたりの家族数は 9.17 人と算出されている。こうした帰国者家族には、中国籍のまま定住者の在留資格を保有する人たちもいれば、日本に帰化をして日本籍を取得する人たちもいる。3 世以降に至っては、同じ日本生まれであっても、ある者は中国籍を、またある者は日本籍を保有している。こうした状況の中、実際の総数は約 10 万人に上るとも推定されているが（蘭 2000：南 2009；山田 2006）、その多様性から正確な統計は把握できていない。第二次世界大戦から 70 年以上が過ぎ、帰国者 1 世の平均年齢は 75 歳を超えている。

---

　3)　井出（1986）は、「残留」という呼び方はことばの厳密さを著しく欠いており、人びとは自らの意思で「残り留まった」わけではなく、様々な事情で「置き去られた」という意味において、「棄民」だったと指摘している。

2. 日本帰国までの経緯

2.1 日中国交回復まで

　戦後を生き延びた中国残留邦人たちの中国での生活、帰国に至るまでの紆余曲折な経緯や中国人養父母などについては、体験談に基づく手記や小説、ルポルタージュなどが多数出版され、彼らの苦悩とともに、祖国日本への憧憬や中国の家族への思いが赤裸々に綴られている[4]。なかでも中国帰国者支援・交流センター発行の「二つの国の狭間で―中国残留邦人聞き書き集―（第1～5集）」は、同センターのホームページ上に無料で公開されており、帰国者本人の肉声にそのまま触れることができる[5]。

　中国残留邦人が帰国できるようにするための日本政府の対策は、1972年の日中国交回復まで手つかずであった。しかし実際には、中国紅（赤）十字社と日本赤十字社などの民間団体によって、集団引き揚げのための帰国や一時帰国の道が開かれていた時期もあった。坂本（2000）は、「……中国敵視政策をとった岸内閣の下で、日中国交は閉ざされ、残留邦人には〈死亡宣告〉という蓋がされ[6]、日本政府に無視された。（中略）……〈帰国の必要のない棄民〉として切り捨てた国の態度は（19）72年の国交正常化後も続き、（19）81年3月の残留孤児訪日調査までさらに8年余の余白があって、残留邦人の帰国をますます遅らせた」と述べている。また、元東京都職員として福祉事務所で働いていた宮武（2011）は、公的には日中国交回復以前は帰国させる方法がなかったとされていることに対し、少なくとも国交回復の5年前である1967年から、実際には引揚げ帰国者が続いてお

---

4) 例えば、山本慈昭、原安治『再会―中国残留孤児の歳月』NHK出版（1981）、城戸久枝『あの戦争から遠く離れて』情報センター出版局（2007）、井出孫六『終わりなき旅―「中国残留孤児」の歴史と現在』岩波書店（1986）、井出孫六『中国残留邦人―置き去られた六十余年』岩波新書（2008）など。

5) http://www.sien-center.or.jp/news/kikikiki02.html 閲覧は無料だが、著作権保護のため印刷は許可されていない。

6) 1959年3月3日、「未帰還者に関する特別措置法」が公布され、中国残留邦人を含む戦時未確認者に対する戦時死亡宣告がなされ、多くの戸籍が抹消されたことを指す。

137

り、帰国は可能だったとして、政府の対応を批判している。ともあれ 1972
年に日本と中国の国交が正常化したことで、名目上は終戦直後から途切れ
ていた中国残留邦人の帰国支援が再開した。

2.2　日中国交回復以降

　しかしながら、再開当初は厳しい基準が設けられており、容易に帰国の
途につけるものではなかった。第一に、自分がどこの誰であるかを証明で
きる「同定能力」、第二に、在日親族が受入れに同意していることが前提の
「生計能力」、そして第三に、集団引き揚げが開始された時点での「責任能
力」が問われた。第三の「責任能力」では、日本政府は、13 歳以上の者は
自己の意志と責任に基づいて中国に残留したと見なした。そして、12 歳以
下を中国残留「孤児」、13 歳以上の女性を中国残留「婦人」として分類し、
1991 年に至るまで、中国残留婦人は国の支援対象外に置かれた。さらに、
法務省入国管理局は、「中国帰国者の入国に関しては、原則として外国人と
して扱う」（法務省管登 9660，1975）としていたため、中国残留孤児の帰
国には身元保証人が必須であり、そのことも多くの残留孤児たちの帰国を
阻んだ。

　1981 年になって、残留孤児の集団での訪日調査による肉親捜しが始まっ
た。この様子はマスコミでも大きく取り上げられ、肉親捜しの大きな前進
となるとともに、戦後の経済成長が著しい日本社会が、中国残留孤児とい
う存在を知る大きなきっかけとなった。しかしながら、入国管理局の通達
には変更がなく（法務省管登 826，1982）、「心情は理解」しつつも「中国
旅券を持って入国したという理由」によって外国人扱いが妥当、と国会審
議で説明されている[7]。すなわち、帰国に際しては引き続き身元保証人が必
要であることを意味しており、身元が未判明の孤児は、在日親族がいない
ということで帰国の道が絶たれ、身元が判明した孤児は、親族の同意を得

---

　7)「第 95 回国会衆議院法務委員会会議録」第 4 号、1981 年 10 月 27 日、『官報号外　衆議院会議
　　録　第 95 回国会』、大蔵省印刷局。

138

なければ帰国することができなかった。

　その後、1985年に、身元未判明者に対する措置として、「身元未判明の中国残留日本人孤児の帰国受入れ制度」（以下、身元引受人[8]制度）が創設されたが、身元判明者の場合、あくまでも親族の引き受けが帰国の条件とされたため、逆に、身元判明者の帰国を困難にさせるという事態を招いた。残留孤児の親族の中には、すでに日本で新しい家族との生活を送っている人も多く、身元保証人の同意に難色を示す場合が少なくなかったためである。これに対処するため、1989年には「特別身元引受人制度」が創設され、引き受け手を親族に限定しない措置が取られた。

　続いて1991年には、この特別身元引受人制度が残留婦人にも適用されるようになり、ようやく残留婦人も国の支援対象者と認められた。しかしながら、残留邦人らは自力で身元引受人を探さねばならず、なお帰国に至らない者が後を絶たなかった。そして1993年、親族の反対で帰国できない残留婦人12人が集団で自費帰国を果たし、成田空港のロビーで一夜を過ごすという強硬手段に訴えた。これによって世論の注目が集まり、1994年の「中国残留邦人等の円滑な帰国の促進及び永住帰国後の自立の支援に関する法律」が成立する大きなきっかけとなった。この法律によって、現在では身元の判明・未判明にかかわらず、国が身元引受人を斡旋することによって、希望者全員に永住の道が開かれるようになった。

3.　日本帰国後の生活と公的支援

3.1　定着への支援
　中国帰国者に対する日本社会への定着や自立支援事業は、国家事業とし

---

8)　身元引受人とは、肉親に代わって帰国者の相談相手として面倒を見、指導や助言を行う人であり、外国人が日本に在留する際の滞在費や帰国旅費および法令の遵守について保証する身元保証人とは異なる（山田2007）。

第6章　中国帰国者の概要

て厚生労働省が担当し、直接的には地方自治体によって実施されている。1984年、厚生省（当時）は、帰国後の生活準備のための「中国帰国孤児定着促進センター」を埼玉県、長野県、山形県の3か所に設置した（1994年に「中国帰国者定着促進センター」に改名）。これ以降、帰国者は帰国後まずこのセンターに入所して、一定期間日本語の訓練や就職の指導を受けてから、身元保証人もしくは身元引受人のいる都道府県へ帰省し、都道府県の援護課を通しての公営住宅への入居斡旋などによって日本に定着できるような支援が行われた（宮武2011）。

　2001年には、中長期的視点から帰国者を支援する施設として、全国の各地域に中国帰国者支援・交流センターが開設された。この支援・交流センターは、2016年現在、全国7ブロック（北海道、東北、首都圏、東海・北陸、近畿、中国・四国、九州）に設置されており、帰国者とその家族が自立できるよう、日本語学習支援、交流事業、地域支援事業、生活相談事業などを行っている。一方、新規帰国者の減少に伴って定着促進センターは徐々に縮小され、2016年3月末、最後の一か所であった埼玉県のセンターも閉所された。

3.2　日本で生活することの苦悩

　多くの帰国者は、まずは生活保護の受給を受けながら、日本人同様に職業安定所を通したり、身元引受人の伝手などを頼ったりして就職先を探した。就労と同時に一旦は生活保護の受給をやめても、ことばの問題で仕事に馴染めなかったり、すぐに高齢となったりで失業し、再び生活保護の受給を受ける者が少なくなかった（宮武2011）。山田（2006）は、就職しても正社員にはなれないこと、ことばができないことによる差別、賃金格差、いじめなど、企業側に帰国者を受け入れる体制が整っていなかったことも問題であったと指摘する。また、鐘（2009）は、日本社会は人間を職業から評価する傾向が強く、帰国者に対する日本人一般の偏見や差別意識は、帰国者が帰国後に就職することができたのが、いわゆる社会的評価の低い職種が多かったことにも関連していると指摘している。

140

当時の厚生省が実施した平成15年度の生活実態調査（生活実態調査2003）[9]による就労状況をみてみると、4,094名の回答者のうち、「現在就労している」が13.9%、「以前就労していた」が35.3%にとどまり、一度も「就労したことがない」が44.2%にのぼる。生活保護の受給状況では、全体の58.0%が「現在生活保護を受給」しており、「一度も受給したことがない」は、わずか13.7%という状況であった。さらに、年金の加入期間不足や生活保護受給に伴う制約（とりわけ宿泊を伴う旅行の制限により、中国の養父母のお見舞いや墓参りにも行けないこと）など、多くの帰国者たちは、老後の生活に大きな不安を抱えていた。

3.3 国家賠償請求訴訟

2002年、こうした苦悩が積み重なり、2,000人を超える全国の帰国者が団結し、国は早期の帰国支援と帰国後の支援を怠ったとして、全国15の地方裁判所で国家賠償請求訴訟を起こすにいたった。彼らは、「祖国日本の地で、日本人として人間らしく生きる権利を！」をスローガンに掲げて戦った。張（2007a）は、帰国者の主張の中には、「『棄民』政策と外国人扱い」、「不十分な支援と日本語教育制度」、「『屈辱的』な生活保護制度」、「北朝鮮拉致被害者との格差[10]」というモデル化されたストーリーがあると指摘する。

裁判は、全国的に原告側の敗訴に傾いていた。しかし、2006年、唯一、神戸地裁で勝訴判決が出たのをきっかけに、国は新たな生活支援策を打ち立てて和解を申し入れ、これを原告団と弁護団が受け入れたため、国の責任については明確にされないままであったが、訴訟は終了した[11]。

---

9) 調査実施期間は2003年11月20日～2004年3月31日。

10) 北朝鮮拉致事件の場合、加害者は北朝鮮であるにもかかわらず、被害者たちは日本政府から手厚い支援策を施されている。一方、中国帰国者たちの場合、加害者は日本政府自身であるにもかかわらず、被害者である帰国者たちは北朝鮮拉致被害者ほどの手厚い支援を受けておらず、待遇の差が著しいことを指す。

11) この裁判に関しては、小栗実が鹿児島大学法学論集において、「『中国残留孤児』国家賠償請求・鹿児島訴訟の記録」として、2008年から2011年に5回にわたって、詳細に記録している。

第 6 章　中国帰国者の概要

3.4　新たな生活支援策

　新たな支援策には、加入期間にかかわらず国民（基礎）年金の満額給付を受けられること、生活保護に代わり生活支援金の給付を受けられること、必要に応じて住宅費・医療費・介護費などの給付を受けられること、などが盛り込まれた。

　この新たな支援策の効果を検証するために実施された生活実態調査2009[12] を、先の生活実態調査 2003 と比べてみてみると、4,377 名の回答者のうち、就労者数は定年を迎えて退職した帰国者が増加したことから 4.5%に減少しているが、生活保護の受給率は 0.5%と激減し、ほぼ全ての生活保護受給者が、新たな支援策の支援給付へ移行したことがわかる。また、新たな支援が「満足」「やや満足」と答えた帰国者は 74.9%にのぼり、その理由として（複数回答）、57.5%が「収入が増えた」、33.8%が「気持ちのゆとりが増えた」、31.8%が「役所・福祉事務所の対応がよくなった」と回答している。新たな支援策の導入によって、帰国者たちの経済面での不安がかなり解消されたことがわかる。

　ただし、この支援策は帰国者 1 世を対象としたものであり、1 世同様に壮年を過ぎてから日本に移住してきた 2 世たちの中には、少額の年金しか受け取ることができず、いまだに生活保護を受給しているものも少なくない。

　一方、ソフト面での支援として、各自治体は、中国帰国者が地域で生き生きと暮らせることを目的に、「地域における支援ネットワーク事業」、「身近な地域での日本語教育支援事業」、「自立支援通訳等の派遣および巡回健康相談支援事業」を実施している。具体的には、医療機関受診時に通訳者を派遣したり、中国帰国者支援・交流センターや地域の NPO 団体等が開講する日本語教室へ通うための交通費や教材費を支給したり、資格を取得しようとする者に対して受講料や受験料を補助したりしている。しかし、こうした支援サービスを活用できずに地域社会から孤立している帰国者や、日

---

12)　調査実施期間は 2009 年 11 月 10 日〜 2010 年 2 月 12 日。

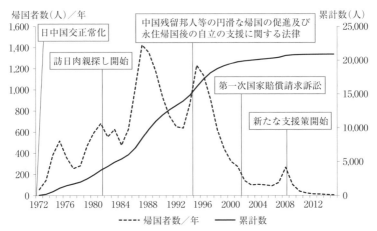

図 6-1 日中国交正常化後の帰国者数の推移と主な出来事（1972-2014 年）
（中国帰国者支援・交流センターおよび厚生労働省の資料をもとに著者作成）

本社会にうまく適応できない呼び寄せ家族などの問題が指摘されている[13]。

図 6-1 に、日中国交正常化以降の帰国者数の推移、および彼らをめぐる主な出来事をまとめた。

4．保健・医療・福祉の問題

　小栗（2010）が記録している鹿児島訴訟の陳述書（平成 17 年 9 月 27 日付）の中には、ある帰国者女性の医療受診にまつわる訴えが記されている。

> 最近重大な病気にかかる人が増えて、さらには命を落とす人がでてきています。症状が出てから受診することがほとんどで、そのときは重大な段階まで至っていた人もいます。今まで、病気を未然に見つけようという関係機関の配

---

13) 近畿中国帰国者支援・交流センター主催「ボランティア研修会（兵庫）」（2015 年 2 月 4 日）での配布資料から。

第 6 章　中国帰国者の概要

慮が不十分でした。（中略）……言葉が不自由で行政からの連絡も十分にいき
わたらず、施策の恩恵をうけられなかった恐れもあります。現在でも集団検診
制度は「知っていても、言葉がわからないから行かない」と答える人もいます。

　訴訟後の和解で、経済面での不安はかなり解消されたとはいえ、保健医
療サービスを受ける上での問題は依然として残ったままである。陳述書か
ら 10 年を経た 2016 年現在、帰国者 1 世の平均年齢は 75 歳を超えている。
高齢化に伴い、医療サービスや介護サービスを必要とする人が年々増えて
おり、日本語の問題とともに、大きな課題となっている[14]。
　日野原（2005）は、認知症の事例の中で、高齢化を迎える帰国者とその
家族の支援の難しさについて言及し、他職種連携の重要性を説いている。
胡ら（2007）は、帰国後 10 年以上の帰国者 1 世および配偶者は、精神的
健康問題を抱えている頻度が高く、それにはことばの障壁や保健医療福祉
情報の提供者の有無が関係していると指摘している。辻村ら（2014）は、
帰国者に必要な看護支援として、ことばの障壁を考慮することや、行政や
福祉サービスと連携して多角的に関わることが重要であると説いている。
　帰国者が抱える精神医学的問題の治療と予防のためには、地域の各職種
間で密な連携をとることが必要であるということは、精神医療の観点から
は、かなり早い段階で指摘がされてきたことであった（春田ら 1989；江畑
1993）。
　中国帰国者は日本国籍を持つ人も多いが、医療の現場においては、ことば
や文化が異なるために外国人として認識されることがある一方、公の支援制
度が整備されている点で他の外国人と大きく異なっており、新たな支援策や
生活保護によって医療費の全額免除を受けている場合が多い（小笠原 2015）。
　ことばの問題に関して、国は「支援給付を受給する中国残留邦人等本人
と配偶者」または「国費または自費（国費相当者）により永住帰国した中
国残留邦人等とその家族（同行入国世帯）」に対しては、各自治体を通じて

14）同上 13 参照

144

支援・相談員や自立支援通訳を配置し、病院などの公共機関を訪れるとき や介護サービスを利用する際の通訳派遣を無料で実施している。支援・相 談員や自立支援通訳は、日本語ができない帰国者たちが地域社会で生活し ていくうえで重要な役割を担っている。しかし、次節でみるように、実際 に利用に至っている人は限定的であり、支援の対象外とされる呼び寄せ家 族らの需要には対応できないなど、課題も多く指摘されている[15]。

5. 平成 27 年度版実態調査からみる健康と医療受診の状況

厚生労働省社会・援護局が実施した最新の中国残留孤児等実態調査結果 報告（平成 27 年度版）によると、3,654 名の回答者のうち、「あまり健康 でない」または「健康ではない」と答えた帰国者本人が 67.5%、配偶者が 58.4% いる。また、定期的に医療機関を受診していると答えたのは、帰国 者本人が 74.2%、配偶者が 61.8% である。

帰国者の 53.5% が、病院・介護サービス利用時に、常にあるいは時どき 「通訳が必要」と回答している（無回答が 13.5%）。その中には「（日本語 は）不自由なく理解できる」けれど、通訳を必要としていると回答した人 が 7.8% おり、そのうちの 26.9% が、その理由を「通訳がいないとコミュ ニケーションがとれず、施設等を利用することが困難であるから」と答え ている。一方、通訳を「必要としている」と回答した 1,151 名のうち、「自 立指導員、支援通訳員、自立支援通訳に依頼している」人は 54.1% で、5 割程度に留まっている。

「日常のほとんどの会話に不便を感じない」けれど通訳を「必要としてい る」と回答した 99 名では、61.6% が通訳制度を利用しているのに対し、日 本語が「まったくできない」と回答した 140 名では、49.3% しか通訳制度 を利用しておらず、日本語能力が低いほど、その利用状況が低下するとい

---

15) 同上 13 参照。

う逆説的な結果が示されている。さらに、実態調査の対象者はすべて支援対象者であるにもかかわらず、全体の5.3％が「依頼したいが頼める人がいない」と回答している。

　張（2009）は、親が病気のときに病院まで一緒に行かなければならなかったために、子どもらしい楽しさや安心できる部分が日本に来てから全部なくなった、という帰国者2世のエピソードを報告しているが、本来もっとも必要とされるはずの人のところに事業の手が届いていない状況がうかがえる。一方、「将来に対する心配・不安」に対して、最も多い回答が「健康の不安」であり、3,654人中26.0％であった。

　なお、平成27年度版の中国残留孤児等実態調査は、本研究の対象者である日中国交正常化以降に永住帰国した中国残留邦人に加え、樺太等残留邦人についても調査の対象としている。樺太等残留邦人は比較的早期に帰国を果たした人が多く、国交正常化以降に帰国した者に比べて日本語理解度が高いなど、帰国後の生活状況が異なっているが、実態調査の結果ではその内訳が示されていない。また、調査方法が郵送式であるため、日本語が不得手であったり高齢であったりする帰国者1世に代わって、家族などの本人以外の人が記載したと思われる回答が少なからず見受けられる。帰国者1世の年齢の欄に、59歳以下の者が含まれていることにも矛盾がある。以上の点は、本資料使用にあたっての限界として申し添えておく。

6.　ふたつのフィールドワークから

6.1　中国帰国者交流会でのボランティア活動（兵庫県）

　著者は、2014年11月から、特定非営利活動法人神戸定住外国人支援センター（以下、KFC）が主催する中国帰国者交流会（以下、交流会）において、血圧測定や病院での検査結果の解説などを行う健康相談および日本語を教えるボランティア活動をしながら、参与観察を行ってきた。

　KFCの活動は、マイノリティ住民の文化的背景を尊重した高齢者支援、

日本語学習支援、外国にルーツを持つ子ども支援、多言語の相談サポート、民族文化の育成など多岐にわたる。KFC が設立された経緯と理念を、以下、KFC ホームページから引用する。

> （KFC は）地域に暮らす多様な文化背景を持つ人々が「ともに生きる」ことができる社会に向け、活動する民間の非営利法人です。1995 年 1 月 17 日に起きた阪神・淡路大震災のあと、ボランティアによって設立されたふたつの組織（「兵庫県定住外国人生活復興センター」、「被災ベトナム人救援連絡会」）が、震災救援という枠を超え、日常の外国人支援に取り組むことを目的に、1997 年に統合して設立されました。
>
> 　今、日本のアジア植民地支配の歴史や経済の国際化といった社会状況により、自分の生まれたところを離れ新しい土地（日本）に移住し、家族をもうけ暮らす人がいます。しかし何世代を重ねても移住したマイノリティにこの社会は目をむけていない現実があります。
>
> 　歴史は、多数者・社会的強者の都合や利便さの追求が、どれだけ少数者を踏みにじっていったのかを証明しており、社会の豊かさ、人としての権利を守るためには、個を大切にすること（違いを認めた平等）が社会にとって必要であることを示しています。
>
> 　日本に生活の場を持つマイノリティは、この社会の構成員です。
>
> 　日本社会の中にある偏見や差別を取り除き、豊かな社会が実現することを願い、KFC は活動を進めています。

2011 年に始まった中国帰国者交流会は、2015 年 12 月末現在、参加登録者は約 80 人にのぼる。1 世世代と 2 世世代がほぼ半々であるが、毎週の集いに参加しているのは 2 世世代が多い。通常の交流会では、前半に日本語学習の時間があり、休憩を挟んで、身体を使ったアクティビティの時間が設けられている。音楽に合わせて太極拳や中国の伝統的な広場踊りをしたり、卓球で汗を流したりする。数か月に 1 度開催される料理の日には、中国の水餃子や饅頭などを皆で作って一緒に食べる。県内では、KFC 以外に

第6章　中国帰国者の概要

も帰国者向けの日本語学習会が複数開催されているが、日本語学習と交流活動が組み合わさって毎回開催されているのは KFC のみである。日本語学習に留まることなく、身体を使ったアクティビティを通して広く帰国者同士の交流を促進することを目的とし、社会からの孤立予防や健康増進に寄与している。

　医療相談を始めた当初は、一人ひとりの健康相談に個別に応じるような形を想定していた。健康上の問題というプライバシーに関わるものについては、それが当然だと考えたからである。しかしながら、すぐにそれは必要ないのではないかと感じるようになった。交流会の参加者たちは、非常にオープンな人たちが多い。血圧測定を始めると、他人の番でも「いくつ、いくつ？」と遠慮なく聞いてくる。測定されている人も、それに嫌悪感を示すようなことはない。腕に包帯を巻いて来た人がいると、「○○さん、家で転んだんだって」、「でも骨折はしてないって。ヒビだけ」と、状況をわかっている人が必ずいる。そしてその情報は、聞けば誰でも教えてもらえる。しばらく交流会を休んでいた女性が、久しぶりに戻ってきた。ガンで手術を受け、抗がん剤の影響でウィッグをしての登場だった。日本人ばかりの交流会であれば、暗黙の了解という空気が流れそうな場面である。しかし、帰国者交流会ではそういった空気が流れることはない。体調を気遣う人たちに対して、本人は声を潜めることもなく状況を話してくれる。彼女がウィッグを外して短髪で参加を始めたときも、「今の方が素敵」、「イヤリングをしたら絶対似合うわよ」と、皆で盛り上がった。

　交流会の参加者の中では、お互いのもつ情報を共有している様子がよく見られる。多くの人たちは、家の近くにかかりつけ医を持っている。そうしたかかりつけ医とは別に、病院の情報交換が行われている。ある女性は、「以前○○病院で大腸カメラの検査したとき、麻酔も何もなかったからすごく痛かった。今回は△△さんが教えてくれた××病院に行ったの。そこでは、麻酔を使って眠らせてくれて、一緒に胃カメラもやってくれて、すごく良かった」と話していた。

　中国伝統医学（漢方）が話題に上ることもある。あるとき、近所で摘ん

だというたんぽぽを袋いっぱいに詰め込んで交流会に持参し、皆に配っていた女性がいた。漢方でたんぽぽ茶は有名だが、野に咲くたんぽぽをお浸しで頂くという。「日本人は野に咲くたんぽぽなんて食べないわよね」と問われたので、「そのままでは苦いでしょ」と返したところ、「苦くない苦くない」と言って処理の仕方を教えてくれた。また、心臓病の治療に際して、日本の病院ではなく、中国の病院に入院することを選択したという女性がいたが、彼女が希望したのは、中国伝統医学と西洋医学を混合した「中西総合病院」での治療だった。

　交流会には、脳梗塞罹患後に日本語力が明らかに低下したという女性が、少なくとも2人いる。1人の女性は、1対1で日本語学習をしているときに知った。日本語の理解度がそれほど高くなく、学習にもあまり身が入らない様子であった。しばらくして彼女は、「以前は日本語が話せた。ちょっとした会話なら困らなかった。でも脳梗塞をやってから、全部忘れてしまった」と話してくれた。そう言われてみると、学習に身が入らない様子も、以前できたことができなくなっているもどかしさから来ているように感じられた。もう1人の女性については、脳梗塞の既往歴は聞いていたが、もともと日本語は不得手な人だと思っていたところ、別の日本語教室で長くボランティアをされている方から、「彼女は以前立派に仕事もしていたし、決して流暢ではなかったけれど、本当によく日本語を話していた。それなのに、最近は全然話さなくなった」ということを聞いて気付かされた。2人とも65歳を超え、日本での生活にも慣れている。今さらもう一度、一から日本語を勉強する気力がなかなか沸いてこないのも、致し方ないことだろうと感じた。

　健康診断や血液検査の結果を持って相談に訪れてくれる人もいる。まずは教科書的な一通りの説明をするが、もともとまったく理解ができていないわけではなく、再確認をしたくて聞きに来ているような印象を受ける。また、「この薬はいつまで飲めばいいのか」という、かかりつけ医でなければ安易に答えられないような質問を投げかけてくる人もいる。その薬を飲み続けている理由を聞いてみると、自身の健康状態を良く把握している。

第6章　中国帰国者の概要

「必要なものならば飲み続けるけれど、いつかはやめてもいいのか知りたかっただけ」と言うが、病院で医師との複雑な会話ができず、聞きたいことを躊躇している様子がうかがえた。

　1世の配偶者の女性からは、医療通訳支援にまつわる困難を聞くことができた。通訳の派遣を依頼するには、役所を通じて連絡を取るのも、時間を決めるのも、非常に手間がかかって面倒くさいという。また、医療通訳支援者の同行があっても、すべてがうまくいくわけではないと指摘する。歯科医院での体験談として、歯科医は医療通訳支援者に向けて色々と説明をしたが、支援者は「はい、はい」と言うだけできちんと通訳をしてくれなかったと、話してくれた。

6.2　外国人高齢者と介護の橋渡しプロジェクト（愛知県）

　マイノリティ住民における高齢化の問題は、第2章でも取り上げた。医療のみならず介護サービスを必要とする帰国者や家族が増えている。介護制度にアクセスできなかったり、介護施設の受入れ体制が整っていなかったりと課題は山積している。こうした課題に取り組むべく、名古屋市では、NPO団体などが集まって「外国人高齢者と介護の橋渡しプロジェクト」が立ち上がった。介護保険制度の相談をしたいとき、介護相談員が自宅を訪問するとき、介護施設の説明を受けたり契約したりするときなどに、日本語が理解できなくて困難を抱えているマイノリティ住民を対象に、ことばの障壁を取り除こうとする取り組みである。その中で、中国語の「介護通訳者」の養成とそのボランティア派遣を試験的に始めたのが、中国帰国者2世のR氏率いるNPO法人東海外国人生活サポートセンターである。このNPO法人は、R氏を始めとして、愛知県の「あいち医療通訳システム」[16]の養成講座を修了した中国語通訳者たちが中心となって設立された。R氏の父親は帰国者1世で、現在、サービス付き高齢者住宅に入居している。そこに至るまでには、かなりの苦労をしたといい、そのときの経験がこの

16）　第3章参照

プロジェクトを立ち上げるきっかけになっている。R 氏の了解のもと、R 氏の生い立ちとともに、その経緯を以下にまとめた。

■─■┄┄┄┄┄■─┄┄┄┄┄┄┄■─┄

　R 氏の父は、1945 年 7 月 10 日に満州で生まれた。1 か月後には終戦という激動の時期だった。家族は長野県飯田市の出身で、R 氏の父には 4 人の兄がいた。戦中戦後は過酷な状態であり、R 氏の父が生まれたその頃、長兄はシベリア抑留、次兄は従軍中の広島で被爆、12 歳だった三兄と 5 歳だった四兄は満州にいた。終戦後、祖父（R 氏の父の父）はシベリア、祖母（R 氏の父の母）と四兄は収容所で死亡したが、他の兄たちは生き延び、三兄も昭和 30 年代に日本に引き揚げた。R 氏の父は、満州の収容所で、亡くなる前の母の手によって中国人養父母に預けられ、そのまま中国大陸で育った。中国人と結婚し、R 氏を含め 4 人の子どもに恵まれた。父の養父は、R 氏が幼少の頃に死亡している。R 氏は、中国での生活はそれなりに恵まれた状況だったと振り返る。R 氏の父は、1982 年、R 氏が 17 歳のときに日本に移住を決意した。当時 R 氏は、母の強い希望で大学を受験したが失敗した。同時期にその母が脳血栓で倒れ、そのまま帰らぬ人となった。R 氏の父は、それを機に帰国を決意した。帰国に際しては、三兄（R 氏からは 3 番目の伯父）が、面倒をみてくれた。日本国内では、1959 年の「未帰還者に関する特別措置法」公布を機に、中国残留邦人を含む戦時未確認者に対する戦時死亡宣告がなされ、多くの戸籍が抹消したが、3 番目の伯父は、弟である R 氏の父の戸籍を抹消することを許さなかった。R 氏も後でわかったことだと言うが、3 番目の伯父は、R 氏の父の養父母に宛てて、頻繁に手紙を書いていたらしい。この伯父のおかげで、R 氏たちの帰国は比較的スムーズであった。R 氏の父は、いったんは日本に帰国したものの、中国に残してきた義母の面倒をみなければならない事情ができたため、その後数年にわたって中国に戻っていた時期があり、そのときに中国で再婚をした。

　R 氏は、第一言語である中国語と同じくらい流暢に日本語を話すが、R 氏の父も、日常生活で困らない程度の日本語は話すことができ、病院などにも通訳なしで通っていたという。その R 氏の父は、50 代でパーキンソン病を発症し

た。いつも義母の前をスタスタと歩く人だったのが、後ろをついて歩くように
なったことから発覚した。その症状は、60歳で定年とともに悪化、認定を受
けていた要介護2から、わずか半年で要介護4に飛び級し、義母だけで介護
するのは無理な状態に陥った。

　R氏によると、父のことでもっとも大変だったのは、義母が病院と揉め事を
起こしたことだった。誤嚥を起こして救急で病院に担ぎ込まれた父には、気管
切開の術しかなく、認知の衰えとともに、声も失くしていた。家での介護は難
しい状況だった。病院は、介護施設の入居にあたっては胃ろうが必要であり、
胃ろうをしないと入れる施設がないと説明したが、義母は絶対に許さなかっ
た。病院側の反対を押し切って、義母は無理やり父を家に連れて帰るが、その
晩、救急車で再搬送された。最終的には、胃ろうしなくても受入れ可能な施設
が見つかり、現在はそこに入居している。R氏の父は、幻覚や幻聴に苛まれ、
認知にかなりの障がいがある。R氏がお見舞に行くと、R氏を認識するもの
の、かつてのように言葉での会話は成り立たないという。R氏は、「おやじの
性分を考えると、今の状態はおやじの望むものではなかったかもしれない」と
口にした。「そういう話をきちんとしておけばよかったんだけどね」。

　R氏にとっては、病院と義母の間に立って調整役をするのに加え、介護保険
制度を理解するのも非常に大変だった。R氏は、地域包括支援センター[17]に連
絡をする前に、介護保険制度について本で調べるなど独学で勉強を始めたが、
とても複雑で理解に時間がかかったという。こうした経緯から、R氏は、医療
から介護への橋渡しにおいて、医療通訳だけでは到底対処できないことに気づ
き、「介護通訳」のプロジェクトを立ち上げるに至ったのである。

　マイノリティ住民を対象とした介護通訳は、始まったばかりの新しい取
り組みである。医療通訳の場合、主な役割は医療者側と患者側のことばの
橋渡しであるが、介護通訳においては、介護ケアにおけるサポートよりも、
介護制度へのアクセスをサポートすることが主な役割となっている[18]。R氏

17）　高齢者を中心に、家族や地域住民の暮らしを地域でサポートするための拠点として、介護だけ
　　でなく福祉、健康、医療など様々な分野から総合的に高齢者とその家族を支える機関。
18）　「外国人高齢者と介護の橋渡しプロジェクト」資料より：http://kibou2013.web.fc2.com/toyota.html

自身、「介護通訳」という呼称が適切なのか、将来的には「医療・介護通訳」のような呼称が考えられるのか、試行錯誤の中でプロジェクトを進めている。介護通訳という取り組み自体も画期的であるが、もう一つ画期的であるのが、このプロジェクトが帰国者2世を中心に進められている点である。R氏は、日本人の善意の支援を否定しているわけではなく、むしろ感謝しているとした上で、次のように語った。

　　当事者の痛みは当事者にしかわからない。だから、自分たちが中心にならなければ、自分たちが立ち上がらなければ、根本的な解決に至らず、時間だけがいたずらに過ぎてゆく……。

第6章　中国帰国者の概要

> **補　足**
>
> 　補足として、行政の委託による地域の支援者たちと、その役割について以下に
> まとめておく。医療機関への同行は主に自立支援通訳の業務であるが、自立指導
> 員や支援・相談員によって行われることもある。本書では、行政の委託による医
> 療機関への同行支援をまとめて「医療通訳支援」あるいは「医療通訳支援者」と
> 呼ぶ。ただし、医療通訳支援者のすべてが「医療通訳者」としての研修を受けて
> いるとは限らない。
>
> **自立指導員**　1988 年度から、帰国者の援護施策の充実を図る目的で「自立指導員
> の派遣等に関する実施要項」が定められた。原則として、中国語ができる人で、派
> 遣期間は帰国者が帰国後最初の定着地に住みはじめてから 3 年間である。生活習慣
> や日本語指導、公的機関への同行手続き介助等を行う。都道府県知事が選任する。
>
> **自立支援通訳**　1989 年から、自立支援通訳派遣事業が始まった。国が都道府県に
> 委託し、帰国者が医療機関を受診する場合や、福祉事務所が家庭訪問する場合に
> 同行して通訳する。当初は、定着促進センター終了後または帰国後 3 年以内とさ
> れていたが、帰国者の高齢化に伴い、現在では、その対応は各自治体による。例
> えば、兵庫県は、「福祉事務所等の関係行政機関、医療機関及び介護保険利用の場
> 合は 4 年目以降も派遣」としている（兵庫県のホームページ http://web.pref.hyogo.
> lg.jp/kf03/hw16_000000025.html から。アクセス日 2016 年 11 月 3 日）。
>
> **支援・相談員**　従来の自立指導員には、帰国者に日本文化への同化を強制してい
> る者もいるという批判や、中国語があまり話せないことから誤解やコミュニケー
> ションの離齬をきたす場合もある、という指摘を受け、中国語のできる支援・相
> 談員を配置することが新たな支援策に盛り込まれた。支援・相談員は、福祉事務
> 所等に配置され、行政職員と連携して帰国者の相談や通訳を行う。

第7章

中国帰国者の受療の語り

1.「病いの語り」

　神戸定住外国人支援センター（KFC）の中国帰国者交流会で接する帰国者たちは、何かしら身体的問題を抱えている人は多いものの、こちらが元気をもらうほどに皆たくましく、生き生きとして見える。少なくとも、本書の「はじめに」で紹介した事例の患者のように、どこまでも従順に黙って他人の指示に従うような人たちという印象はない。では、医療を受けるにあたってはどうなのだろうか。こうした問題意識をもって、交流会に参加している帰国者にインタビューを行い、入院の経験や定期通院の状況など、医療を受けるにあたってのこれまでの経験、すなわち「受療にまつわる経験」について聞き取りを行った。アーサー・クラインマン（1988）は、著書『病いの語り ―― 慢性の病をめぐる臨床人類学』（江口重幸ら訳、誠信書房、1996）において、「病いは経験である」、「われわれは物語（ストーリー）を通じて、病の語りを通じて、病の経験にかかわる」として、患者たちの病いとその語りを社会的プロセスとして描き出している。

　本書でも、帰国者という、社会のマージナルにいる人びとの、病いにまつわる受療の経験を、社会的プロセスとして描き出すことを試みたい。そ

のためには、個々の生い立ちや歴史的背景を踏まえることが極めて重要であり、帰国までの経緯や帰国後の生活についても、出来る限り丁寧に聞き取りを行うように注意を払う必要がある。語りの内容に関しては、語り手の主旨を歪めることのないように最大限の配慮をしたうえで、日本語に翻訳し、インタビューに同席した中国語を母語とする交流会のスタッフに内容確認を依頼した。そして記述にあたっては、何よりも全体のストーリー性を重視した。ナラティブ（語り）を利用した研究手法としては、語り手の語ったことばや語られ方などを、逐一データ化して分析し、一般論に高めていく方法もあるが、本研究においては、ストーリー性重視の方針からそうした分析方法は採用していない。それぞれの物語について、事例検討的解釈を試みることで、彼らの受療の経験を社会的プロセスとして描きだすことに努めた。

2. 調査の概要

2.1 研究方法と倫理的配慮

　語りの収集は、2015 年 6 月から同年 10 月にかけて主に中国語で行い、交流会の主催団体 KFC との共同研究として、中国語を第一言語とする KFC スタッフの立会いの下で実施した。1 人あたりのインタビュー時間は 1 時間から 2 時間で、参加者の許諾のもとに録音した。インタビューで聞き取り切れなかった部分については、後日、交流会の中で適宜質問した。

　語り手の選抜は、共同研究者である KFC 職員の推薦に基づいて行い、一世世代と 2 世世代の双方から話を聞けるように配慮した。主な質問内容は、以下の通りである。

- 属性
    世代（何世）、出生年、国籍、生計、健康保険の有無と種類、教育歴、日本語能力、家族構成

2. 調査の概要

- 日本帰国までの経緯

  中国の故郷、帰国（移住）の年、同伴者、帰国の形態、帰国を決意した理由

- 病院受診：入院

  入院の経験（いつ、どこで、どのように）、付添人、意思の疎通、病院の対応、ことば以外で困ったこと、相対的な満足度

- 病院受診：通院

  付添人、意思の疎通、病院の対応、ことば以外で困ること、相対的な満足度

- 現在の健康状態

  既往症、常用薬、定期健診、健診結果の理解

- その他

  将来についての不安、期待すること

　インタビュー調査は、大阪大学大学院人間科学研究科グローバル人間学研究倫理委員会の承認を得て実施した。インタビューに際しては、語り手が理解できるように中国語で研究の主旨を口頭で説明するとともに、中国語の同意書を用意して理解と同意を得た。説明内容には、調査の目的、調査結果や成果の取り扱い、匿名性の確保など守秘義務の確約、調査への参加は自由意志であること、同意後いつでも協力を撤回できることなどを含んだ。また、話したくないときは話さなくてよい事などを説明し、本人に不利益が及ばないように配慮した。

2.2　語り手の属性

　語り手の属性は、表 7-1 の通りである。男性が 5 名と女性が 2 名、1 世世代が 2 名と 2 世世代が 5 名、2 世世代の 5 名のうち 3 名は配偶者である。7 名という限られた人数ではあるが、世代、移住の年、学歴などに偏りがでることなく比較的広く網羅することができた。1 世は 74 歳と 76 歳の後期高齢者前後で、2 世世代は 63 歳から 66 歳までの前期高齢者前後であっ

157

第7章　中国帰国者の受療の語り

表7-1　語り手の属性

	性別	世代	国籍	出生年	中国の故郷	帰国（移住）年
M氏	男	1世	日本	1941	遼寧省	1988
Z氏	男	1世	日本	1943	吉林省	1991
N氏	男	2世	中国	1950	黒竜江省	1999
X氏	女	2世	中国	1952	黒竜江省	2009
C氏	男	2世の配偶者	中国	1949	遼寧省	1990
H氏	女	2世の配偶者	日本	1950	遼寧省	1987
J氏	男	2世の配偶者	日本	1952	遼寧省	1992

た。また、7名中6名は移住後15年以上を経過しており、もっとも短い人でも6年を経過していた。

3. 中国帰国者の語り

3.1　M氏（帰国者1世、男性）の語り

　交流会で接するM氏は、笑顔の絶えない気さくな人だが、自分から前に進んで出ることはなく、控えめに自分の世界を楽しんでいるような印象を受ける。インタビューに際しても、こちらからの質問には笑顔で何でも答えてくれるが、話題が横道に逸れたり、M氏の方から話を膨らませてくれたりすることはほとんどなかった。日本語は、帰国後に2年ほど勉強したというが、片言に話せる程度である。

■・■……・■……■

　M氏は1941年に生まれ、遼寧省撫順市で中国人の養父母に育てられた。養父母にはM氏の他に子供がいなかったので、M氏にとても優しくしてくれた。学校は中学1年で退学し、18歳から本格的に仕事に就いた。養父は1969年に69歳で、養母も1973年に60歳で他界した。M氏は、中国で結婚して4人の娘に恵まれた。日本に初めて来たのは1985年である。半年間滞在して肉親を捜したが見つからなかった。そして1988年、もうすぐ

158

46歳というときに、永住帰国に踏み切った。帰国に際しては、妻と次女と四女を同伴し、費用は日本政府からの公費で賄った。帰国を決意したのは、子どもたちの将来を考えてのことだった。ことばはゆっくり学んでいけば良いし、日本での生活の方が色々な意味で良いと思ったという。1989年には長女家族も呼び寄せた。次女の夫も後から呼び寄せた。

同伴帰国したM氏の妻は、もともと心臓を患っていた。日本で大きな手術を2回受けたが、1992年、2回目の手術の後、45歳の若さで他界した。その翌月、中国に残っていた三女が、出産の次の日に21歳の若さで亡くなった。赤ん坊も、産まれたその日に亡くなった。そのときM氏は中国に行くことができなかったが、次女が代わりに行った。

M氏は、現在単身で暮らしている。生活費は帰国者支援金で賄っている。医療費も扶助対象者である。妻が大病を患っていたこともあり、日本での就労経験は一度もない。帰国者支援金制度ができる前は、生活保護を受給していた。3人の娘たちは、みな日本で仕事を持ち、それぞれの家族とともに、独立して別のところで暮らしている。それぞれに2人の子供（M氏からは孫）がおり、頻繁に連絡を取り合っている。みな日本籍を取得している。

M氏は、1999年頃、右鼠蹊部のヘルニア手術のために、N病院に入院した経験がある。担当の生活指導員に全幅の信頼を寄せており、困ったことは何もなかったという。病院に対する満足度もとても高い。また、妻が入院したときに関しても、やはり生活指導員が全面的に面倒をみてくれたおかげで、妻の体調の事以外、何の困難もなかったという。

「日本語はできなかったが、困ったことは何もなかった。生活指導員Xさんのおかげ。入院のときは、Xさんが付き添ってくれ、手術前の説明などもすべて通訳してくれた。そのほかのときも、困ったときには電話をしたらXさんが来てくれた。何かあったら、Xさん。おかげで、ことばもことば以外にも困ったことは何もなかった。病院に対する満足度も10点満点。妻の入院と手術のときにも、やっぱり生活指導員が面倒をみてくれた。当時はYさん。困った

第7章　中国帰国者の受療の語り

ことはなかった。ただただ病気が良くなって欲しいと思っていたので、困難と
いえばそれが困難だった。」

　M氏は、現在の健康状態に特に目立った問題はないという。ただ、ヘル
ニアの影響で腰痛と足のしびれがあり、定期的に病院には通っている。M
氏は、こうした定期通院には1人で行っているが、困ったこともなく、通
院中の病院への不満は何もないという。ただ毎年の健康診断のときは、今
でも医療通訳支援のお世話になっている。

　「腰痛と足のしびれがある以外、他に目立った問題はない。腰痛としびれは、マッ
　サージを受けるため整形外科に1週間3回通院しているのと、1か月に2回、
　別の病院に行って痛み止めの薬と湿布を処方してもらっている。こういう薬や
　湿布をもらうだけのときは、通訳は同伴しないで1人で行っている。必要なと
　きは役所に連絡して、通訳に同伴してもらうけど、簡単な説明は自分でも理解
　できるようになった。それでこれまで困ったこともない。通院している病院へ
　の満足度も10点満点。毎年の健康診断もきちんと受けている。そのときは、通
　訳に同伴してもらっている。健診の結果も、通訳から説明してもらっている。」

　最後に、M氏に将来への不安と期待を聞いたところ、現在の生活にとて
も満足しており、これ以上望むこともないと語った。

　「現在の生活にとても満足している。今は生活費も病院に行くのも、政府が面
　倒をみてくれる。子供たちは立派に成長した。みんな仕事に就いて、独立し
　て、家を持ち、孫もいる。一人暮らしだが、子供たち家族とは頻繁に行き来を
　している。2か月に1回くらいは、一緒に温泉に行ったり、中国料理を食べに
　行ったりしている。衣食住に困ることなく、交流会では歌ったり踊ったり、日
　本は空気もきれいで環境もよく、今後にこれ以上期待することはなく幸せだ。
　日本は特に好きだ。(日本語で)大好き。」

160

M 氏の語りからみえること

　M 氏は簡単な会話が理解できる程度で日本語がほとんど話せない。日本に帰国して以来、何かあるときには公的支援に頼っている。医療受診に際しても、医療通訳支援者に全幅の信頼をおいている様子がうかがえる。入院や健康診断を受けるときには、必ず医療通訳支援を利用している。ただ、慣れたかかりつけ医への通院は、通訳の同行なく 1 人でこなしている。簡単な日本語は理解でき、困難もなく満足だと語っている。交流会で接する M 氏は、笑顔を絶やさず、日本での現在の生活を楽しく穏やかに過ごしている様子がうかがえる。インタビューにもにこやかに淡々と答えてくれたが、その表層とは裏腹に、M 氏の人生は不運の連続である。戦争によって孤児となり、優しかった養父母とも M 氏が 30 歳前後で死別、そのうえ妻を 42 歳の若さで亡くしている。さらには、妻の死の直後に、三女と産まれたばかりの赤ん坊をともに亡くしている。M 氏は語らなかったが、おそらく三女の死に際して中国に戻れなかったのは、生活保護を受給していたために、宿泊を伴う旅行をすることが許されていなかったからという理由があっただろう。身近な人の死を何度も経験しなければならなかった壮絶な人生であり、苦悩や心労がなかったはずはない。帰国後に一度も仕事に就かず生活保護を受け続け、過度に日本を好きだということも、医療通訳支援者への絶対的とも言える信頼感も、こうした壮絶な経験と無関係ではないと感じた。

3.2　Z 氏（帰国者 1 世、男性）の語り

　Z 氏は、交流会でも気軽に声をかけてきてくれる気さくな人である。日本語の会話力は限られているが、学歴は高く、会話の中からは強い意思の力を感じとることができる。私に対しては、聞き取りやすい中国語でゆっくりと話しかけてくれ、たびたび中国語の発音を直してくれる。

━━・■・━━━━━・━━━━・━━━

　Z 氏は、1943 年に生まれ、吉林省吉林市で中国人養父母に育てられた。

第7章　中国帰国者の受療の語り

当時の中国では、一家族に5、6人の子供がいるのが当たり前で、みなの生活は困窮していたが、Z氏の養父母にはZ氏の他に子どもがいなかった。Z氏は何不自由なく幸せに育ててもらい、とても恵まれていた。日本の短期大学に相当する専門学校を卒業後、役所で公務員の職を得た。家では養父も養母も働いており、Z氏も加えて3人の働き手があった。薬剤師だった中国人の女性と結婚し、2人の息子に恵まれとても幸せだった。

　Z氏は、1985年に第7回肉親探し訪日団で初めて日本に来た。しかし、肉親を探し出すことはできなかった。そのときは、中国に戻ったら再び日本に来ることはないと思った。1986年、日本政府から連絡が入り帰国ができると言われたが、ちょうどその頃、養父が他界した。養母は日本には行きたくないと言ったので、そのときは中国に残ることにした。そんなZ氏を最終的に帰国に至らせた背景には、中国の愛国主義教育の影響があった。「自分は日本人。だったらやはり日本に帰らなければ」、Z氏はそう思ったという。帰国を決意したのは1991年だった。妻と息子2人、養母を同伴しての帰国だった。帰国の費用は公費で賄われた。

　しかしZ氏は、帰国後とても後悔した。中国では、それなりの仕事に就いて生活水準も高かった。日本では生活保護を受け、ずっと最下層の生活を余儀なくされ、働き口があったとしても、臨時工のアルバイトだった。「50歳近い人間が、正社員の口を見つけるのは、日本人でも難しいのに、帰国者は尚更だった」、「ことばと年齢、この二つが問題だった」と振り返る。機会があれば日本語を勉強するように努力したが、働き始めたら勉強の時間はなかった。中国では役所の公務員だったから、とりわけ手に職もなく、Z氏はそれが仇になったと感じていた。中国で公務員と言えばそれなりに良い身分であった。しかし、日本で職さがしをするには、工員の方が手に職があり、ことばが多少できなくても何とかなる分、ましだった。職業安定所の人にそう言われたという。Z氏は、当時の日本政府の対応は本当にひどかったと回想する。そもそも裁判で国を訴えるなんて尋常ではないが、それでも、どうしても訴えずにはいられないほどに、政府の対応はひどかったと強い口調で繰り返した。Z氏自身、東京での陳述に一度行っ

162

たことがある。そして、ようやく年金がもらえるようになり、Z 氏も 60 歳で臨時工の仕事を辞めることができた。

「帰国者は、祖国日本に思いを馳せ、中国での生活をすべてあきらめて帰国してきた。神戸での裁判が勝訴した後、世界中のメディアがそれを報じた。アメリカのメディアも報じた。日本政府は面子を失い、代表者を呼んで和解に至った。」

Z 氏は現在、妻と 2 人で暮らしている。養母はすでに他界した。生計は年金と帰国者支援金で賄っている。医療費は支援受給対象者で扶助されている。Z 氏と息子 2 人は日本籍である。2 世である息子 2 人は日本語を流暢に話す。次男は大学で米国留学し、英語も堪能である。帰国を後悔した Z 氏ではあったが、一つだけよかったこととして、次男が米国に留学できたことを挙げた。当時の中国では、米国に留学するなんて夢のまた夢であったからだ。

Z 氏は、2014 年に白内障の手術で入院した。最初は近所の小さな眼科クリニックに行き、そこの医師に「大丈夫、老眼、老眼」と言われた。しかし、自分では「大丈夫じゃない、おかしい」と感じていた。通常は紹介状をもらって大きな病院に行くところだが、そのときは紹介状ももらわず、直接大きな A 病院に行った。そして A 病院で白内障と診断され、手術のために 3 日間入院した。入院のときには医療通訳支援を利用した。Z 氏は、行政が病院に通訳を派遣してくれるようになったことに対して、政府を高く評価した。また大きな病院の良いところとして、医師が筆談で対応してくれたことを挙げた。入院中、ことば以外でも困難を感じたことは何もなく、A 病院への満足度は非常に高い。

「小さな病院では、白内障の手術は日帰りで行うところも多いが、入院したほうが絶対に良い。目は他の部分と違って、とても大切だ。入院すれば、毎朝看

護師がケアをしてくれるし、医師の診察も受けて、感染していないかなど、毎日診てもらえる。家に帰ってしまうと、感染したかどうかなどは自分でわからない。入院のときには、通訳さんに同伴してもらった。以前は何もしてくれなかったが、去年から区役所に通訳が常駐するようになった。2世の中国人。入院のときはその通訳が同伴してくれた。それに、大きな病院のいいところだが、最初に（日本語で）「日本語は少しだけわかります」と言ったら、医師は紙を持ってきて、そこに漢字を書いて、「わかりますか？」と聞いてくれた。漢字を見れば一目瞭然だった。筆談で理解できないところは、通訳にお願いした。それで、言いたいことはすべて言えた。手術後の目のケアはどうすれば良いのか、退院後の注意点、次の診察のスケジュールとか、聞きたいこともすべて聞けた。他のことでも、困ったことはなかった。大病院には大病院のルールがある。例えば病院食など、好きも嫌いもなく、出されたものを食べるだけ。相対的な満足度は10点満点。医師にも満足。政府が通訳を派遣してくれることにも、とても満足。他の面では（政府に対して）たくさん不満なことはあるけれど、医療の点に関しては100％満足している。」

　一方、白内障を老眼と言った眼科に対しての評価は非常に低く、満足度は10点満点中1点と最低の評価であった。そしてこの眼科医の対応を次のように批判した。

　「病気（白内障）の発見を遅らせるところだった。手術を受けるか受けないかは患者の問題。でも、「白内障」ということはきちんと患者に伝えなければいけない。」

　Z氏は甲状腺機能亢進症（バセドウ病）を患っている。半年に1回、定期通院して薬の処方を受けなければならない。この通院に関して、Z氏の性格が垣間見えるエピソードが語られた。薬の効果に疑問を持ったZ氏は、次回通院の1週間前からわざと薬を飲むのをやめて血液検査に臨み、結果、薬の効果を実感させられたという。医師にそのことを打ち明けたかと尋ねると、打ち明けたと笑いながら語った。

3. 中国帰国者の語り

「バセドウ病の治療は、薬をずっと飲み続けなければいけないと医師から言われている。診察に行くと毎回血液検査がある。検査結果の紙には「甲状腺保持良好」とあり、T3 も T4 も正常値だった。でも、その検査結果が信じられないときがあった。それで、次の通院日という1週間前から、わざと薬を飲むのをやめてみた。すると次の血液検査で、T3 も T4 も「不正常」という結果だった。またきちんと薬を飲み続けたら、その次の検査では「正常」に戻っていた。身をもって薬を飲み続けないといけないと悟った。医師にも打ち明けた。医師には「ダメダメダメ」と言われた。」

　Z 氏は、健康に気を配っている様子が見て取れる。交流会では卓球で汗を流し、たびたび血圧と脈拍を測りに健康相談に立ち寄ってくれる。交流会での血圧測定では、いつも高い数値を示すが、病院で自分で測るときはいつも正常値だと笑っている。コレステロール値が高いことと高脂血症を指摘されたことがあるらしいが、そのための薬は飲んでおらず、現在の健康状態は概ね良好と捉えている。

「心臓にも問題はないし、糖尿病もない。糖尿病は日本の国民病だと聞いて、医師に特に尋ねたが、問題ないと言われた。高脂血症は以前から指摘をされているが、薬を処方されないということは、まだ病気ではないということだろうと理解している。コレステロールとあともう一つ、血液検査で高い値があった。喫煙をするので、肺には特に気をつけており、年2回肺の検査を受けているが、問題ないと言われている。」

　Z 氏は、こうした定期通院や風邪などの軽い症状のときには、医療通訳支援は利用せず、自分だけで病院に行く。Z 氏の片言の日本語と筆談、検査結果の紙で事が足りていると言うが、医師の言うことがすべて理解できているというわけではない。しかし、こうしたかかりつけの病院や医師に対しての評価は高く、不満は口にしない。

「かかりつけの医師は、片言の日本語を大体理解してくれる。言いたいことが

165

伝えられないこともあるけれど、そういうことは少ない。それに、検査結果の
紙を見ればだいたいわかるので、あえて医師に聞くことはしない。通訳がいな
い状況でも、片言の日本語で話したり、筆談したりで、医師の言うことは7割
方理解できる。残りの3割はあえて聞き返すことはしない。特に、風邪とか咳
とか痰がでるとかその程度のことで処方されるのは風邪薬だし、薬の説明書に
は飲み方も書いてあるから問題ない。総体的な満足度として、バセドウ病で通
院している病院は10点満点、風邪を引いたときなどにかかっている病院も、
基本的には何の問題もない。」

　通常の定期通院は通訳なしで済ませているZ氏だが、症状が複雑な場合
には医療通訳支援を頼りにしている。突然のめまいに襲われたときがそう
だった。脳神経外科から耳鼻咽喉科まで様々な検査をしたが、結局原因は
特定されないまま自然治癒に至った。その中で、特に薬の説明に通訳が必
要だった。

　「突然ひどいめまいに襲われた。メニエール症候群。横になっても収まらなく
　て、そのときは通訳をお願いした。脳神経外科に行ってCTを撮った。心電図
　も撮った。けれど原因はわからず、耳鼻咽喉科にまわされた。特に耳鼻咽喉科
　で結果を聞くときは、通訳の同行が必要だった。妻が中国では薬剤師だった
　し、中医（漢方薬）の知識はそれなりにあったけれど、西洋医学や西洋薬は
　まったくわからなかったから。でも、そこで処方された薬は全然効かなかっ
　た。結局、確定診断もつかず、そのうちに自然に治った。」

　続いてZ氏は、K総合病院での苦い経験を二つ語ってくれた。一つ目は、
胃に異常を感じ、胃カメラ検査を受けたときのことである。当然行われる
だろうと思っていた麻酔処置が、咽頭麻酔を含めて何もされることなく検
査が始まり、非常に苦痛だったという。

　「ある日、胃に異常を感じた。通訳さんの派遣をお願いしたが、折り悪くすぐ
　に通訳さんの都合がつかなかったので、1人で近所のK総合病院に行った。胃

カメラ検査にまわされた。普通であれば、カメラを挿入する前に何らかの麻酔処理がされるはずだが、その医師は何もしてくれなかった。看護師にも訴えたが、医師はそのまま検査をはじめた。本当にきつかった。これは、ことばが通じるとか通じないとかの問題ではない。医師が当然やるべきことをやらずに手順を省いた病院の責任問題であり、何かあったら医療事故に発展していたかもしれない。この医師には大変不満。混蛋（Hundan：中国語で「バカ」の意味）！」

二つ目は、風邪の症状で同じくK総合病院にかかったときのことである。早く体調を整えたいと思って点滴治療を希望した。治療を始めて数日後、当然何かしら処方されていると思っていた薬剤が、点滴の中には何も入っていないことを知らされ、とても憤慨したという。

「私は、毎年、春節（中国の旧正月）前に決まって風邪をひく。一日も早く治したいと思い、点滴を打ってもらおうとK総合病院に行った。点滴には、当然、解熱剤とか炎症を抑える薬が入っていると思っていたが、実はそうした薬剤は入っておらず、ただのブドウ糖を1週間近く打たれていた。それを教えてくれたのは、大学から持ち回りで来ていた医師だった。その日はいつもの担当医が不在で、大学から来たその医師が対応してくれた。点滴を打ちに来たと言ったら、その医師に、「点滴？ それはただの水ですよ」「ブドウ糖。まさに水です」と言われ、そのときに初めて、抗炎症薬も咳止めも痰キリもなんの薬剤も入っていないことを知った。非常に腹が立った。」

Z氏はこうした経験から、K総合病院の満足度を10段階中1と最低の評価を下した。

最後に、将来への不安と期待について聞いた。Z氏はまず、安心して入れるような適当な介護施設がないことを心配していた。Z氏は、日本人は中国人と違って「冷たい」と感じていた。日本人の友だちがいるかと尋ねると、「いない」と即答された。次に墓地の問題に言及し、Z氏の住む県に

は帰国者用の共同墓地がないことを語った。そして、将来へ特に期待することはなく、ただ健康でありたいと語った。

> 「まず、介護の問題。老人ホームで頻繁に起きる嫌なニュースを、テレビで度々目にする。施設に入るには5年待ちだという話も聞く。それにことばの問題がある。日本人は冷たい。中国では、人が寄ればすぐタバコでも交換しながら打ち解けるが、日本人にはそういう付き合いがない。日本人の友だちはいない。帰国者のための施設ができないものだろうか。もう一つは墓地の問題。東京などにはすでに帰国者用の公共墓地があるが、この県にはまだない。もうこの歳だし、今後に期待するものや希望は特にない。ただ健康でいられたらいい。」

Z氏の語りからみえること

　M氏同様、Z氏の日本語会話力は高くない。簡単な会話を理解できる程度である。入院やいつもと違う異常を感じたときなど、必要に応じて医療通訳支援を利用している。しかしZ氏の語りからは、M氏からは感じ取れなかった確固たる意思の強さを感じることができる。すべてを医療通訳支援者に頼ることなく、自身でも積極的に片言の日本語と筆談を駆使して、医師とのコミュニケーションを図っていた。慣れたかかりつけ医への通院には通訳を同行せず、片言の日本語と筆談でこなしていたが、常に冷静な判断を下しており、自らの意思に従って行動をしている様子が感じられる。

　医師との間にことばの壁は存在しており、コミュニケーションが100%取れているわけではない。理解できない部分を受け流すことも少なくない。しかし聞きたいことを躊躇している様子もうかがえない。医師と患者の間にことばの壁がない日本人同士の場合でも、正確な相互理解にたどり着けないことはある。その点、Z氏の場合、かかりつけ医との意思疎通はむしろ良好と言えるかもしれない。Z氏の意思の強さ、片言の日本語と筆談、必要に応じた通訳介入で、ことばの壁がさほど障壁と感じられない状況を作り上げている。

　江畑ら（1996）は、帰国者の日本文化受容度が、帰国前の中国での居住

環境や最終職業、中国での学歴と関連していることを指摘している。Ｚ氏の場合も、養父母に恵まれ、中国で教養と学歴を身につけることができた境遇が、意思を強く保てていることに大きく影響していると考えられる。また、張（2007b）は、中国残留孤児の帰国動機について、そのモデル・ストーリーの一つに「望郷の念」があると指摘する。実際、帰国者を対象とした聞き書き集などをみると、帰国を決意した理由に「落葉帰根」という言葉がよく使われている。中国のことわざで、落ちた葉は木の根に帰るということから、他郷をさすらう人もいずれは故郷に帰ることを意味している。しかしＺ氏は、帰国の動機として、こうした「望郷の念」ではなく「中国の愛国主義教育」を挙げている。「祖国への思い」という共通点はあるものの、両者に込められた意味は大きく異なる。この点からも、Ｚ氏の合理的な思考や意思の強さを感じることができる。

　白内障を老眼と伝えた眼科クリニックに対しての、「白内障ということは、きちんと患者に伝えなければいけない」という批判は、こうしたＺ氏の合理的な思考の表れと言えるだろう。かかりつけ医や入院先の病院など、Ｚ氏の理にかなった医療を提供している病院に対する満足度はとても高い。

　ではＫ病院での苦い経験はどうなのか。まず、麻酔処置なしで胃カメラ検査をすることは、患者の体力が許す場合、標準治療の範囲内といえる。次に点滴治療であるが、一般的な風邪の場合、通常点滴治療は行われない。患者の要望に応えて行う場合もあるが、水分補給と多少の栄養補給が主目的である。したがって、Ｋ病院での治療・検査方針自体が間違っていたとは言えない。

　問題はこれらの方法が、Ｚ氏が予期していたものと違っていたことにある。治療に際して医師には説明責任があるが、こうしたプライマリーケアの範囲において、どこまで説明すべきなのかは難しい問題である。おそらくＫ病院では、麻酔なしで胃カメラ検査を行うことは、患者の年齢や体調が許せば通常の検査方針であり、全身麻酔を前提とした手術のような詳しい説明はしていないのだろう。ただ一つ言えるのは、Ｚ氏が疑問を投げかけたときに、納得のいく説明がされなかったのではないかという点である。

第7章　中国帰国者の受療の語り

Z氏の日本語理解力が十分ではないと思って、医師や看護師が説明を曖昧にしたということも考えられるが、医療者側の事情はわからない。しかし少なくともZ氏は、これはことばの問題ではないと捉えていた。K病院での標準的な治療方針について、後づけであれ説明がしっかりされていれば、おそらくZ氏もここまで病院の評価を落とすことはなかったのではないだろうか。帰国者でなくても起こりうる、日本の医療現場における医師と患者間のコミュニケーションの問題が垣間見える。

3.3　N氏（帰国者2世、男性）の語り

　交流会で接するN氏は、非常に多芸な人物である。二胡などの中国の伝統楽器を巧みに演奏し、お祭りのパレードなどでは常にリーダーシップを発揮する。それも自分から進んで前に出るというのではなく、皆から抜擢されてリーダーを務めるような、人望の厚い律儀な人という印象を受ける。交流会で太極拳をするときには、私もN氏をいつもお手本にさせてもらっている。日本語は挨拶と簡単な単語がわかる程度である。

━・■━・・・・・・・■・━・・・・・・・・・━

　N氏は、1950年、黒竜江省佳木斯市（ジャムス市またはチャムス市）に、6人兄弟（弟3人と妹2人）の長男として生まれた。母親が残留婦人であった。N氏の一族は中国でのイスラム教徒である回民[1]である。戦後の混乱期において、父親が日本人を妻にすることに周囲の抵抗や反発はなかったのか疑問に思い、なれ初めを聞いたところ、N氏は次のように答えてくれた。

　　「母の両親は、戦後、ハルピンで病にかかって2人とも死んだ。母の3人の妹たちも亡くなり、生き残ったのは母1人。当時17歳であった母は、背が高く、若くて美人。父は一目ぼれしたらしい。」

───────────
1)　中国の少数民族の一つ回族の人びとで、中国最大のイスラム教徒の民族。

N 氏の母親は、父親と結婚後にイスラム教に改宗した。今も豚肉は食べないという。その母親は、1997 年に父と妹を同伴して永住帰国を果たした。母一行の帰国の費用は公費で賄われた。

　N 氏は大学で経済学を専攻し、卒業後はホテルに就職した。日本に移住する前には管理職に就いていた。同じ回民の女性と結婚し、息子を 2 人授かった。穏やかで幸せな生活だったという。N 氏が日本に来たのは、母親が帰国を果たした 2 年後の 1999 年である。妻と次男夫婦を伴って自費で来日した。N 氏の次男が中国で思うような就職先を見つけられず、日本に行きたいと言ったのがきっかけだった。

　そのときの N 氏は、次男夫婦を日本に送り届けるだけのつもりだった。N 氏自身は中国で管理職の良い仕事に就いていたので、日本に長居するつもりも移住するつもりもなかった。しかし日本に来て、先に移住していた長男が非常に辛そうに働いているのを見て気持ちが変わった。当時、長男は油を塗る仕事をしていた。本当に辛そうに見え、息子を放っておくことはできないと思い、日本に留まった。それでも当初はまだ出稼ぎのつもりだった。長男と同じ運送会社でアルバイトとして働き、お金を稼いだら、いずれ中国に戻る予定だった。

　しかし、気がつくと親族が続々と日本に移住しており、N 氏の周りの状況が変わっていた。N 氏の親戚の中には、母親のほかにも残留孤児がおり、日本に移住してきた親戚は全部で 43 人にのぼる。N 氏の妻方の親戚が何人か中国に残っているが、N 氏方の親戚は皆日本に移住してきた。

　現在 N 氏は生活保護を受給しながら、妻と 2 人暮らしをしている。今となっては中国に戻るつもりはないという。中国には仕事もないし、中国の家も数年前に売ってしまった。長男夫婦には 2 人、次男夫婦には 1 人の子供（N 氏からは孫）がいる。N 氏から下の代の直径家族はみな中国籍であるが、一族の中には中国籍も日本籍もいる。N 氏は帰化することについては肯定も否定もなく、個人のキャリアパス次第だと言う。日本と中国の生活について次のように語った。

「中国に帰る気のない者は日本籍をとった。でも帰化していない者のほうが多い。帰化してしまうと中国に戻りにくい。帰化するかどうかは、どこでキャリアを伸ばしたいかによる。息子たちは日本語も問題ない。次男は日本の会社でも主任になっているし、そのうち帰化するつもりらしい。彼は卓球の選手でもあるが、中国では将来性がない。それに次男は、（中国で）大学を卒業してすぐに日本に来たから、中国の社会がわかっていない。日本の社会にすっかり溶け込んでいる。中国に帰る気持ちはないらしい。将来的には、多分子供たちはみんな帰化するつもりだろう。孫たちもみんなこっちで育っているし、中国の社会を知らない。日本で育った子どもが中国に戻っても苦労するだけだ。今の中国の子供たちは凄まじい。日本で育った子供たちは、中国ではすぐにのびのび生き生きとできなくなる。今の中国の子供たちへのプレッシャーはすごい。日本の子供たちには、そこまでのプレッシャーはない。中国人は競争心がすさまじい。例えば、日本では他人がベンツに乗っていようが、自分はスズキでも十分。でも中国は違う。人がベンツに乗っていれば、自分にもベンツが必要と思ってしまう。それこそお金がなくても必要だと思ってしまう。本当に疲れる。今の中国は、経済状況は良いが生活環境はよくない。日本は、経済は下降しているが生活環境は良い。」

　N氏は4、5年前に脳梗塞で入院した。入院に至る1週間くらい前から異常を感じながらも働いていたところ、仕事中に突然半身が動かなくなった。同じ職場にいた息子に連れられて病院に行った。日本の病院に慣れていなかったN氏は、入院当初、とにかく精神的に苦しかったという。最低限の意思の疎通は筆談が可能になったものの、ことばの壁は高く、病院を完全に信頼するしかなかった。ことば以外にも、病院での食事の習慣に戸惑いを感じた。しかし最終的には日本の病院のきめ細かさに好感を持ち、ことばの問題に関係なく、病院に対して大満足であったと語った。

　　「検査をして脳梗塞だと診断され、15分遅かったら危なかったと言われた。即入院と言われ、車いすを持って来られて驚いた。「母親だって車いすなんか使っていないのに、どうして自分が」という気持ちだった。しかし、医師も看護師

も許してくれなかった。入院中は困難続きだった。今は聞けばなんとなく日本語も理解できるようになったが、当時はまったくわからなかった。歯磨きのような簡単な単語もわからなかった。精神的に本当につらかった。一刻も病院にはいたくなくて、家に帰りたかった。ただ2、3日もして、医師にも看護師にも自分が中国人で日本語ができないことがわかってくると、検査とか注射とか採血とか薬1日3回とか、簡単に紙に書いてくれたので、それは理解できるようになった。薬は、何の薬かはわからなかったが、聞かなかった。渡された薬を渡されるままに飲んだ。病院を完全に信頼していたし、聞きたくてもこちらから聞くことはできなかった。退院のときは息子がいてくれたので問題はなかった。ことば以外に関しては、病院での食事の習慣が中国とは違っていた。日本の病院では、食事は病院食でなくても、家から持ってきてもらってもいいが、とにかく食べないと怒られる。中国の病院では、食べようが食べまいがまったく気にされない。これは民族性の違い。日本人は本当に細かい。日本の病院のきめ細かさは、誰にも勝てない。以前は日本で病院にかかるのはよくないと思っていたが、今は中国の方がだめだと思うようになった。病院に対する満足度は10点満点。自分が日本語を話せないことと医師とは無関係。医師や看護師の態度や技術は素晴らしい。」

　N氏の一族が回民であることは先に述べたが、回民は豚肉を口にしない。N氏は医師に、自分がイスラム教徒であることは伝えず、「豚肉は食べない」、「豚肉にアレルギー」と伝えたという。周りの環境に合わせて自分をコントロールすることが大切であり、日本で生活する上で回民であるがゆえの苦労は感じていない。

　　「何の問題もない。病院では「豚肉は食べない」と言えば、医師はわかってくれる。でも、イスラム教徒だからとは言わない。「豚肉にアレルギー」という。日本はイスラム教徒に対して敏感だと思う。というよりも、世界中で今イスラム教はいい印象を持たれていない。ともかくも「豚肉は食べない」とだけ言えばいい。中国国内にいるわけではないし、エジプトとかイスラムの国にいるわけでもない。自分のいる環境を考えなければいけない。その中で、自分でコン

トロールできることはたくさんある。食べる人がいても自分が食べなければいい。我が家は食べない一家。息子たちも豚肉は食べない。これは宗教的規定。私はそれを頑なに守ってきた。祖父も祖母もそうしてきた。祖母には回民の女性を探すように言われ、私の妻も回民。でも弟や妹の中にはそうでない者もいる。日本にいる43人の親族の中には、豚肉を食べる者もいる。県内にある清真寺（モスク）には、毎週金曜に行くが、家でのお祈りはしない。中国の回民は、真正なイスラム教とは少し違う。新疆（ウイグル自治区）はかなり真正なイスラム教だけれど、黒竜江（省）や吉林（省）はそうでもない。」

　N氏の妻はN氏よりも病気がちで、N氏はよく病院に付き添って行っている。歯科医院に同行したときのハプニングを語ってくれた。理解できていないことを歯科医師にはっきりと伝えず、わかる単語だけに頼って受け答えをしてしまったせいで、医療保険対象外の治療が施され、高額な治療費を請求された。2世のN氏は帰国者支援の対象者ではないが、生活保護の受給者である。生活保護受給者として役所の担当者に相談をしたが、結局どうにもならなかった。N氏は役所の担当者を挟んで歯科医師とやりとりをする中で、ようやくそのときに歯科医師が何を言っていたのかを理解できたのである。

　「歯医者に妻を連れて行ったとき、とても困った経験をした。レントゲンを撮り、歯科医師は「この歯は虫歯だから抜きます」と言った。「虫歯」の意味がわからなかったので、「悪い？」と聞き返した。「悪い」と言われたので頷いた。抜いた後、歯科医師は「差し歯が必要。高いですがいいですか？」と聞いた。よく理解できなかったけれど、とにかく「はい、はい」と頷いた。歯科医師は私が同意したと思い、そのまま治療を続けた。会計になって13,000円と言われた。「あれっ？」と思った。その歯は保険の対象外だった。自費で払うように言われたが、お金がなかったから払えなかった。「払え」「払えない」でもめて、役所に相談した。役所では「言った」「言わない」でもめた。私は「言われていない」と言ったが、役所の担当者は「歯科医が説明なしで、この治療をするわけがない」と言い、歯医者に電話をした。歯科医師は「説明して、同

意を得た」と言った。結局、役所の人に、この歯は自費で払うしかないと言われた。実際のところ、私には「悪い」しか理解できていなかった。悪いなら、当然必要な治療をしてもらえると思っていた。通訳もいなかったし、紙に書いての筆談もなかった。日本人は言い方が回りくどい。ただでさえ日本語がわからないのに、日本人はさらに言い方が回りくどくて、さらに理解が難しい。」

　N氏は、高血圧と高脂血症と診断されており、尿酸値も高い。糖尿病も危険域に入っている。高血圧の薬、血液をサラサラにする薬、高脂血症の薬、尿酸の薬などを、処方された通りに飲んでいる。喫煙はしていない。月に1回、かかりつけの病院に1人で通っている。血液検査をして、簡単な質問に答えて、薬を処方されるというのが、お決まりのルーティーンになっている。N氏も簡単な質問は理解できるようになり、医師もN氏に対しては筆談を交えて簡単にわかりやすく説明してくれる。処方される薬のことも、今はすべて理解している。それなりに満足しているという。それでもことばに自信がなくて、聞きたいことを飲み込むことがある。そういうときは悪化するまで待って、息子たちに同伴してもらうようにするという。

　「かかりつけの医師は、いつも検査して簡単な質問をするだけ。それぐらいなら今は理解できるようになった。医師も私のことを理解して、簡単にわかりやすく説明をしてくれる。今飲んでいる薬も、この薬は何のための何の薬など、すべて理解している。わからない場合は質問するようにしている。ただ、どう言って良いのかわからないが。聞きたくても聞けていないことはある。例えば、最近痩せたが、痩せるのがいいのか、太るのがいいのか。また、眠れなくて困ることがあったとき、それを伝えたかったけれど、私に言えるのは（日本語で）「眠たい」だけ。頭が痛かったときも、どこがどう痛いのか、前の方か後ろの方か、どんなふうに痛いのか、「痛い」以外まったく説明ができなかった。医師はどういう痛みか理解できず、結局、薬も処方してもらえなかった。医師が話す専門用語はまったく理解できない。そういうときはあえて聞かないようにしている。少し悪化したら息子たちの都合がつくときに付き添ってもらい、そのときに聞くようにしている。」

第7章　中国帰国者の受療の語り

　N氏は、少々のことでは息子たちに迷惑をかけたくないという思いがとても強い。その点では、脳梗塞のような大きな病気のときのほうが問題は少ないという。また、予期せずに起こる問題に対処するのは特に困難で、1人で通院していたときに、別の病院での精密検査を言われたときには不安で仕方なかった。そのときは、後から息子に電話で聞き直してもらった。移住したての頃より慣れたとはいえ、今でも病院に行くとなると頭が痛いという。

　　「大きな病気のときは問題ない。息子に仕事を休んでもらって付き添ってもらえる。小さな病気が困る。今日は胃が痛い、明日は頭が痛い、それ全部に息子を付き添わせることはできない。日本の病院は少なくとも半日はかかる。とても面倒。今日は父親、明日は母親、あさっては誰々なんて、いちいち仕事を休んでもらうわけにはいかない。電話をすれば息子たちはすぐにきてくれると思うが、いちいち通訳をお願いすることはしたくない。彼らにはできるだけ迷惑をかけたくない。ただ、去年1人で通院していたとき、「血液検査で腎臓に問題があるかもしれない。注意が必要。大きな病院で検査した方がいい」と言われた。そのときはとても不安。精密検査などと言われただけで、とても怖い。そのときは後で息子に電話をして聞き直してもらった。大したことではなく、一応検査したほうが良いというだけのことだったが、突然いつもと違うことを言われると、とても不安になる。胃の検査をしましょうと言われたときもそう。医師は定期検査のつもりだったらしいが。病院に行くというのは本当に厄介。妻は私に頼っているからもっと大変。妻は日本で働いたこともないし、日本の社会を知らない。ことばの問題からくる誤解が本当に多い。」

　ことばの問題を抱えながら、N氏は通院している病院にはそれなりに満足しており、特に問題はないという。10点満点で6点くらいと評価した。入院は10点で通院は6点かと尋ねると、入院当時はとにかく何にもわかっていなかったと答えた。

　　「かかりつけの病院には、特に問題はない。それなりに満足している。10段階

176

の6くらい。入院したときは、何もわかっていなかった。中国で入院したことはなかったが、それでも中国の医師たちがどういうものかは知っていた。それと比べると10点満点だと思った。日本は専門医制度が進んでいて良い。中国の医師はなんでもかんでも診る。」

最後に将来への不安と期待を尋ねたが、特にないという。

「将来への不安は別にない。あえて言うなら、怖いのは津波くらい。中国の特に北のほうでは（津波は）ありえないから。期待することといえば、経済がよくなることくらい。全体の経済が良くなれば、個人の経済もよくなるだろう。」

N氏の語りからみえること

N氏の日本語会話力は低い。簡単な会話にも困難を伴う。2世の呼び寄せ家族であるN氏は、M氏やZ氏のように、医療通訳支援を利用することはできない。医療受診に際しては、常に日本語の壁に悩まされている。最低限必要なときだけは、日本語が堪能な息子を頼るようにしている。かかりつけ医への通院に際しては、かなり初歩的な日本語と筆談のみで対応し、検査、簡単な問診、処方というルーティーンに依存している様子がうかがえた。

N氏は中国でのイスラム教徒の一族、回民である。中国帰国者でイスラム教徒の問題が取り上げられた報告は、これまでにもほとんどないので、貴重な語りと言える。N氏は入院に際して、「豚肉は食べない」、「豚肉にアレルギー」と説明している。中国の一般的な病院では、治療の一環である場合を除き、入院患者への病院食の提供は行われず、家族が患者の食事を用意するのが一般的である。日本の病院での食事の習慣に戸惑ったというのは、こうした理由からだろう。そして医師への「豚肉は食べない」、「豚肉にアレルギー」という説明に至ったわけだが、これは日本の病院では宗教が理解されないからというあきらめから出たものというよりも、日本で生活する上でのN氏の戦略と受け取れる。

第7章　中国帰国者の受療の語り

　イスラム教徒への特別な配慮は、日本においても少しずつ浸透し始めている。東京の国立国際医療研究センターでは、イスラム教徒の患者専用の調理器具を用意したり、「祈りの部屋」を設置したりするなど、患者の宗教的背景を大切にする取り組みが始まっている[2]。しかしN氏の語りからは、自分が回民であることをアピールして、外の世界に順応を求めるような姿勢はまったく見えず、自分をコントロールすることで日本の社会との調和を図っている様子がうかがえる。呼び寄せ家族の2世であるN氏は、多くの1世が帰国直後に経験してきた、日本社会へ一日も早くなじむようにと同化を強く求められるような直接的な支援を受けてはいない。必要以上の圧力をかけられることがなかったことで、自分の信条を保ちつつ、外との境界に折り合いをつけることができているとも考えられる。こうしたバランス感覚は、日本に移住してくる前の中国での恵まれた生活環境や教養の高さと無関係ではないだろう。

　しかしながら、医療受診に際しての問題は見過ごせない。N氏の語りからは、明らかにことばの障壁に起因する受診抑制が、繰り返し聞き取れた。N氏には、最近の体の変化や痛みのこと、眠れないことなど、具体的に伝えたいことや聞きたいことがかなりあったにもかかわらず、その大部分を飲み込んでしまっている。外国人患者の医療を語るとき、医療側の説明責任はよく問われるところである。しかしN氏は、「自分が日本語ができないことと医師とは無関係」と言い切っており、むしろ問題は自分の側にあると捉えている様子である。そして、日本の病院や医療者には満足していると語っている。

　N氏の語りでもう一点取り上げるべきは、「支援」についてである。N氏は脳梗塞で入院したのを機に仕事を辞め、それ以来、生活保護を受給している。歯科医院での支払いで揉めた際、その相談窓口となったのは、帰国者ではなく生活保護の枠組みにおいてである。N氏の暮らす自治体には、

2）　カトリック新聞オンライン「外国人患者の宗教を大切に」（2016年8月5日付）。http://www.cathoshin.com/news/waseda-int-medical-care/11140（2016年11月7日最終アクセス）

生活保護を受給している帰国者家族が少なくないため、行政の窓口にはボランティアで帰国者支援に力を注ぐ担当者がいる。しかし生活保護者の支援では、生活相談や今回のN氏のような事後相談には対応することができても、医療機関への通訳派遣などはその範囲に含まれず、公に対応することができない[3]。N氏の歯科医院での経験は、通訳もいない中、限られたわかる範囲の単語から全体を推察し、あとは医師頼みであったことから起こっている。この経験を経て、N氏は医療受診におけることばの重要性を改めて感じただろうが、医療通訳支援を受けられないN氏には、この経験が、誤解をおそれてのさらなる受診抑制につながる危険性も考えられる。

3.4　X氏（帰国者2世、女性）の語り

　交流会で接するX氏は、とても穏やかでどちらかと言うと目立たない存在という印象を受ける。しかし決して恥ずかしがり屋ではなく、地域の夏祭りでは自作の中国の伝統的な衣装をまとって、堂々とパレードの最後尾をかざっていた。インタビューには、ご主人と一緒に参加してくれた。

■・■…………■・■……………■

　X氏は、1952年に黒竜江省哈爾濱市（ハルピン市）で生まれた。母親が残留婦人であった。X氏の母親は14歳のときに開拓団で中国に渡り、母親の両親は2人とも中国で死んだ。母親には兄（X氏の伯父）が2人いた。下の伯父は16歳のときにソ連軍に捕まってソ連に連行されたが、18歳で日本への帰国を果たしたという。上の伯父の帰国の経緯は詳しく聞けなかったが、どうにか日本に帰国を果たしたらしい。中国に残留して生き延びたX氏の母親は、その伯父たちに宛てて手紙を送っていた。日本語の手紙だった。その手紙のおかげでX氏は日本に来ることができたという。

　しかし残留婦人であったX氏の母親は、X氏が8歳のとき、日本に帰国することなく他界してしまった。中国人の父親もすでに他界している。X

3）　支援者へのインフォーマル・インタビューから。

第7章　中国帰国者の受療の語り

氏は学校教育を小学校2年までしか受けていない。インタビューに同伴した X 氏の夫にも教育歴がない。2人が育った場所は農村で、日本語はおろか普通に勉強するような場所もなかったという。X 氏と夫の間には4人の子供（上から女、男、女、男）がいる。

　X 氏が初めて日本を訪れたのは 1986 年で、父親が他界した年だった。夫婦2人で来日した。親族訪問で G 県 T 市に伯父を訪ねた。会えたのは上の伯父だった。下の伯父はすでに他界していた。今は上の伯父も他界している。そのときの日本の印象はとても良かった。親族も歓迎してくれた。母親が伯父に宛てて書いた手紙も見せてもらった。

　しかしそのときの X 氏は、中国に早く戻りたくて仕方がなかったという。ことばはまったく通じないし、中国に残してきた子供たちにとても会いたかった。夫婦の滞在は半年の予定だった。夫は戻りたくないと言ったが、結局1か月半で中国に戻った。中国に戻ると、X 氏はもう日本には行きたくないと思った。X 氏の夫は子供も連れて移住しようと言ったが、X 氏は首を縦にふらなかった。

　しかしその後 20 年以上を経過して、X 氏は 2009 年に移住に踏み切った。20 年経った今になって移住に踏み切ったのは、子どもたちが強く希望したからだった。中国の家を売って旅費を作った。長女の家族と次男夫婦の息子（X 氏の孫）を除き、家族 10 人での大移動だった。日本到着後は、埼玉県にあった帰国者定着促進センターにお世話になった。X 氏は、「今思えば 1986 年に移住しておけばよかった。あのときは私もまだ 35 歳。日本語も勉強できただろう」と後悔を口にした。なお次男夫婦の息子を中国に置いてきたのは、次男の嫁の父親が、彼を日本に連れてくることを許さなかったからだ。次男夫婦の息子は、今も中国に住んでいる。一緒に移住しなかった長女とは、電話で頻繁に話している。長女は一度も日本に来たことはなく、今は深圳に家を買って住んでいる。

　X 氏は現在、生活保護を受給して生活している。日本語は日本に来てから4年ほど勉強したというが、簡単な挨拶と単語程度しかわからない。次男と次女家族は関東地方に、長男家族は X 氏と同じ市内に住んでいる。家

族の中では長男が一番日本語をうまく話し、長男の嫁も仕事で日本語を話している。X氏一家は皆中国籍である。

X氏の夫は2011年に、糖尿病からくる眼底黄斑や白内障などの目の問題で、1週間入院をした経験がある。夫婦揃って日本語はまったくできなかった。帰国者2世の親戚K氏が、たまに見舞いに来てくれたが、K氏も日本語はそれほどできなかった。大切なときには、K氏が自分の息子に電話をかけて、彼女の息子が医師と話をしてくれた。またその病院の眼科には中国語が話せる看護師がいて、必要なときには助けてくれた。しかしX氏は、同意書などの書類の中身は知らないという。署名するように言われたところに、言われるままに署名をした。ことばの問題はとにかく大きかったが、それ以外で困ったことはなかった。X氏の病院の満足度も非常に高い。

> 「夫は2011年、目の手術のために入院したことがある。糖尿病からくる眼底黄斑（浮腫）と白内障ともう一つ何か、三つの病気。1週間、市内の病院に入院した。付き添いは私だけ。日本語は一言もできなかった。交流会にも参加しているKさん、彼女は帰国者2世で親戚にあたる。彼女が手伝いに来てくれることもあったが、彼女も日本語はそれほどできない。手術のときには、Kさんが自分の息子に電話をかけて、彼女の息子と医師が話してくれた。ただKさんの兄も体調を崩してしまい、途中からKさんに手伝ってもらうことはできなくなった。幸運にもその病院の眼科には1人中国語が話せる看護師さんがいて、必要なときには彼女に助けてもらった。必要な書類には私がサインした。署名と言われたところに署名しただけで、中身は知らない。ことば以外で困ったことは特にない。食事が出たら食べるだけ。食べるのにことばは必要ない。とにかく問題はことば。一言も話せない。それでも入院のときの満足度は10点満点。」

X氏の夫は中国で糖尿病と診断されたことはなかった。糖尿病とわかった経緯は、日本移住直後のストレスにあったようである。日本での仕事が見つからずに、かなりのストレスの中で毎日を過ごしていたX氏の夫は、ある日、視界に違和感があると訴えた。定着促進センターを介して病院に

行ったところ、血糖値が 400 以上であった。このときは通訳が付き添って
くれた。

　「日本に来たばかりのときは埼玉県にいた。夫は 2 か月間以上仕事が見つから
　なくて、毎日すごくイライラしていた。ある日、とてもぼやっとすると言っ
　た。当時は（帰国者定着促進）センターにいたので、そこを通じて役所の人に
　連絡をしてもらい、病院に行った。病院で血糖値を図ると 400 以上。医師も
　びっくりしていた。そうやって糖尿病だとわかった。中国では糖尿病で病院に
　かかったこともなかったし、もちろん薬も飲んでなかった。日本に来る前から
　すでに糖尿病を発症していたのかもしれないけれど、自覚症状もなかったし、
　私たちにはまったくわかっていなかった。日本に来て初めて知った。実際、日
　本に来てから、夫は毎日イライラしていた。子供たちにも仕事が見つからない
　し、食べるものにも慣れないし。持っていた日本円もそんなになかったから、
　買い物にも行けなかった。その頃は生活保護が受けられることも知らなかっ
　た。このまま仕事が見つからず、お金がなくなって食べるものが買えなくなっ
　ても、今さら中国に帰ることもできない。どうすることもできない状況だっ
　た。そういうことで発症したのかもしれない。このときの通院には通訳が付き
　添ってくれた。夫は私が病院についていくのを嫌がっていた。」

　現在 X 氏の夫は、糖尿病と高血圧の薬を飲んでおり、定期的に眼科と内
科に通院している。X 氏は毎回夫に付き添っている。公的支援対象外の 2
世なので、行政からの医療通訳支援は利用できない。X 氏は、毎回の通院
は同じことの繰り返しなので、自分だけの付き添いでなんとかこなしてい
るという。わからないところは紙に書いてもらうようにしている。ただ、
薬などの説明がきちんと理解できているかは疑わしく、かなり医師任せに
している様子がうかがえた。

　「今は 2 人だけで通院している。眼科では、「よくなってますね」とか「眼底に
　水がたまっています」程度のことは、私にも理解できるようになった。簡単な
　会話はできるようになった。看護師とも医師とも、それ以上の会話はほとんど

ないし必要ない。目を診てもらって、目薬をさして、薬がなくなったら薬をもらって。理解できないところは紙に書いてもらって、あとで人に見せて教えてもらうようにしている。以前は1か月に4回通院していたが、今は4か月に1回。完全に治ってはっきり見えるようになったわけではないけれど、以前よりはずっといい。完治できるものではないこともわかっている。糖尿病では1か月に1回通院している。医師とはまったくことばが通じないので、診られるままに診てもらっている。糖尿病のことは、医師がよくわかっているから任せている。夫は高血圧と糖尿病の薬を飲んでいるけれど、健康診断の結果にその他の問題はない。一度、血圧が上がったり下がったりで安定しなかったことがあって、医師が何かの薬を一つ追加した。その薬が何かはわからないが、飲み始めて頭がフラフラすることもなくなり、症状は改善した。薬は処方通りに飲んでいる。糖尿病の薬はもうわかっているし、新しい薬が処方されても、薬局で説明してくれる。話せなくても、簡単な説明は理解できる。薬には説明書もついているので、それを見れば理解できる。」

　どうしても必要になった場合、X氏は、役所に電話をすれば通訳を派遣してもらえると言われているという。対象外の2世であるX氏には、その公的支援は受けられないはずであるが、役所でそう言われたという。

　「これまでにそれほどの大病はしていないし、簡単なものだったら必要ないけれど、どうしても必要だったら、役所に電話すれば通訳を派遣してくれると言われている。でも胃が痛いとか下痢したとか、簡単なのは自分でも伝えられる。わざわざ来てもらうまでもない。」

　X氏は通院に際しても、ことば以外には困難を感じていない。概してとても満足していると語った。しかし病院とは関係ないところで、毎年1回義務付けられている在留届の更新がとても面倒だという。小学校2年生までしか行っていないX氏は、漢字であっても、書くことも読むことも不得手である。

「通院のとき、ことば以外に困難に感じることは特にない。概してとても満足している。医師はよく診てくれる。糖尿のコントロールも大丈夫と言われた。夫は喫煙もしないしお酒も飲まない。ただ、毎年1回の（在留届の）手続きはとても面倒くさい。6年いるから6回行った。書類に記入をしないといけないが、うまく書けない。そのときだけは息子に仕事を休んでもらって付き添ってもらう。3年ごとならまだいいが、毎年は本当に面倒。私は小学校も2年までしか行っていないから、（中国と同じ）漢字でも、書くのも読むのも不得意。」

　X氏に将来への不安と期待について尋ねると、最初は、特にないと答えた。しかしその後、自分が倒れたときのことを考えると不安だと笑いながら語った。

「不安なことは特にない。介護保険も去年から払い出した。今は介護もいらないし、まだその心配もない。必要になったときに悩めばいい。でも、私が倒れたらどうしよう、というのは不安。夫は日本語がまったくできないから、救急車も呼べない。そうしているうちに私は死んでしまうかも。」

　X氏の発言を受けて、そのときどうするかと夫に尋ねると、夫は「知り合いに電話する」と答えてくれた。最後にX氏は、期待についても特にないと次のように語った。

「今後に期待するものも特にない。病院での通訳？　実際に連絡をしたことはないけれど、大きなことがあったら役所に電話すればいいと言われているから。今は日本での生活にも慣れた。政府の支援には感謝している。」

X氏の語りからみえること

　X氏は、7名のインタビュー対象者の中で日本への移住歴がもっとも浅い。日本語もほとんどできない。小学校2年までしか行っておらず、中国人でも漢字が不得手で筆談に頼れない。2世の呼び寄せ家族であるため、帰国者支援の対象から外れており、医療通訳支援も利用できない。医療受診

に際しては、慣れたかかりつけ医でのルーティーンに完全に依存している。「それ以上の会話はほとんどないし、必要ない」という語りからは、診察室を含め、病院内ではことばを介したコミュニケーションがほとんどとられていない様子がうかがえる。夫の糖尿病の発症が、移住直後の定着促進センター入居中であったのは不幸中の幸いであったと言える。呼び寄せ家族であるＸ氏一家が、なぜ公費での帰国者を対象としている定着促進センターに入所できたのかは、Ｘ氏自身も理解しておらずわからない。ともあれ、もっとも重要な初診時において、医療通訳支援の助けを得て医療機関を受診できたことは、その後の継続治療にとっても幸いなことであったと言える。定着促進センター退所後の医療受診は、手術の際に親戚が多少の援助を行っている以外、夫婦２人でこなしている。

受診抑制につながるような語りは聞かれないが、中身を理解せずに言われるがままに同意書に署名をするなど、治療に対する主体性が明らかに欠如している様子がうかがえる。「必要になったときに悩めばいい」という語りは、楽観的で良い面もあるが、問題を先送りして大切なものを見失わせる危険性もはらんでいる。病院に対する満足度は高いものの、言われるがままの受け身の様子は、本書の冒頭にあげた皮膚の移植手術を受けた患者と家族を想起させる。

3.5 Ｃ氏（帰国者２世の配偶者、男性）の語り

交流会でのＣ氏は、あまり目立たない存在ながら、最後の片付けをさりげなく手伝ってくれるような気配りの人という印象がある。吃りが強く聞き取りづらいところがあるが、対面でじっくりと話をしてみると、日本語がかなり話せることに驚かされた。

Ｃ氏は 1949 年に遼寧省遼陽市で生まれた。妻の母親が残留婦人で、Ｃ氏は２世の配偶者にあたる。最終学歴は小学校卒業である。Ｃ氏の妻には弟がおり、妻の父親とその弟が 1981 年にまず日本に移住した。その後 1986

年に、残留婦人であった妻の母親も帰国した。C氏と妻との間には一女一男がいる。C氏一家4人は、1990年に日本に移住した。C氏によれば、一家が日本に来たのは妻の両親の面倒をみるためだったという。その妻の両親もすでに他界した。現在C氏は妻と娘と3人で住んでいる。

　C氏の娘は大脳に障害があり、ずっと要介護状態である。中国語を含め言語によるコミュニケーションもとれない。C氏一家は、C氏と娘の障害者年金で生計を立てている。C氏が障害者年金をもらい始めたのは、1年ほど前からである。それまでは長期の雇用契約で屋根工事のアルバイトをしていた。しかし会社が倒産した。会社が倒産した当時、C氏はアルバイトでも失業保険が申請できるということを知らなかった。知ったときには既に半年以上経っていて、申し立てても無駄だった。本来は1年間失業保険をもらえていたはずだったと、悔しそうに何度も繰り返した。

　以前は妻も働いていたが、今は2人とも働いていない。しかし家賃は自分たちで払っているし、諸々の保険料も、C氏の分だけで月5,000円程度になるが払っている。国民健康保険に加入しており、C氏の医療費負担は1割だが、C氏よりも病気がちな妻の自己負担は3割である。経済的にとても厳しいという。移住当時中学生だった長男は、今では日本語の方が中国語よりも流暢で、仕事をもち、中国人女性と結婚してC氏とは別居している。2人の子供（C氏の孫）に恵まれている。C氏は、息子にも2人の子供がいて大変だからと、仕送りなどの援助は受けていない。C氏一家は妻も子供も皆中国籍である。

　C氏は、移住して間もなくの頃、自転車事故にあって入院した。1か月程度の入院だった。C氏自身は日本語がまったくできなかったが、先に移住していた親戚がたびたび付き添ってくれた。C氏にとって幸運だったのは、入院先の病院に台湾出身の医師がいたことであった。看護師は筆談でのコミュニケーションを図ってくれた。困ったことだらけではあったが、病院にはそれなりに満足だったという。また入院後のエピソードとして、診断書が欲しいことが伝わらなかったことを語った。

3. 中国帰国者の語り

「1991 年、日本に来て 1 年もたたないときに、自転車事故で肩をケガした。入院は 1 か月くらいかかった。先に日本に来ていた親戚が、たまに付き添ってくれた。ありがたいことに、入院した病院には中国語ができる台湾の医師がいたが、その医師以外とは意思の疎通はできなかった。その医師がいないときは親戚にお願いし、親戚もいないときはあえて何も言わずおとなしくしていた。看護師たちは、大便 1 回 2 回とか、食料とか、紙に書いてくれた。言いたいことが言えないので、とにかく困ったことだらけだった。日本に来たばかりで食事にも慣れなかった。生活習慣にもなれなかった。でも、仕事場では日本人によくいじめられたが、病院ではそんなことはなかった。それに台湾の医師がいてくれたし、病院にはそれなりに満足している。10 段階で 8 点くらい。そういえば、入院した後 1 人で病院にいった。診断書が欲しいと言ったが通じなかった。実は会計の中に入っていたが、ことばがわからなかったので伝わらなかった。」

C 氏は、時どき異常な動悸に襲われる。10 年くらい前に始まったという。以前診察を受けたときには、心電図に異常は見つからなかったが、きちんと精密検査を受けたいと思っている。しかし日本語で詳しく説明もできないし、発作のときに診てもらわないと意味はないと考えて、そのまま現在に至っている。

「心臓に問題があると思う。脈が速く動悸がすることがある。10 年くらい前からか。発作がおこると、脈が 80 くらいか速くなり、体がだるく力がはいらない。そんなときは 15 分から 20 分くらい、とにかく動けず、じっとする。以前病院で診てもらったことがあるが、医師にも原因はわからなかった。健康診断にも行っているが、健診で受ける心電図では問題が出てこない。発作のときでないと心電図には表れないと思うが、発作は突然くる。仕事をしているときも発作はあった。呼吸困難はそんなにない。動悸が激しくなり、体がとにかくだるく、動けなくなる。精密検査をしたことはない。医師とはこんな風に会話ができない。いつも飲んでいる薬もないし、定期的に通院している病院もないから、かかりつけの医師がいるわけでもない。それに、発作が起こっていないときに行っても無駄だと思う。」

187

第7章　中国帰国者の受療の語り

　C氏は高血圧症もなく、毎日飲んでいる薬はない。喫煙は一日に15本程度で40年間吸い続けている。喫煙に益がないのはわかっているが、やめられないという。お酒は飲まない。C氏は風邪をひいても病院にはほとんどいかないという。大きな病気になったときには辛いだろうが、どうしても必要なときは、電話をかけて息子を頼ることになるだろうと語った。

　要介護の娘のことが気になったので、差し支えなければと尋ねたところ、C氏は嫌な顔一つせずに応じてくれた。C氏夫婦は、行政からの物質的な支援は受けているが、人的支援は断っていて、夫婦2人で面倒をみているという。娘にとっても中国よりも日本の環境の方が良いと感じている。年に2、3回は病院に連れて行くことがあるが、そのときも夫婦2人でなんとかやっているという。

　　「長女は大脳の問題。自分で自分の世話はできない。食べるのも飲むのもできない。市の福祉課からは、おむつや車いすなどを支給してもらっているが、訪問サービスは来てもらっていない。自分たちですべてやっている。それで1か月1万円の補助金がでている。日本に来たばかりのときは娘も戸惑っていたようだが、今は日本の生活になれたと思う。娘の世話をする環境は日本の方がずっと良い。社会福祉がしっかりしている。中国ではいつもいじめられた。日本ではそれがない。娘が風邪をひいたり病気をしたときは、自分たちで薬を買って与えている。病院には連れていかない。それでも娘は少し貧血気味なので、1年に2、3回は近所のクリニックに行くことがある。夫婦2人で連れていき、2人で通訳する。」

　最後に将来への不安と期待を尋ねると、娘のこと、病院にかかること、生活費のこと、の3点についての不安を語った。期待としては、生活費の改善と病院に無料の通訳サービスができることを挙げた。

　　「将来への不安は、病院にかかることと、生活費が足りないこと。それから娘の問題は大きい。障害者年金だけでは厳しい。それ以外の不安はない。期待す

ることは生活費の改善。それから、病院に1人通訳がいてくれると本当にありがたい。今の自分にはそれが必要なもの。ただ、通訳に費用が必要ならば、頼むのは無理。生活費も足りていない状況だから。」

C氏の語りからみえること

C氏の日本語会話力は高いとは言えないまでも、ある程度の対話が可能である。ただ吃音がとても強く、発言が聞きとりにくいため、中国語でも日本語でも、理解するのには時間がかかる。帰国者支援の対象者ではなく、医療通訳支援を利用することはできない。生活保護を受給していないC氏にとって、医療受診はことばの問題に加えて、経済的問題が高い障壁になっており、かかりつけ医も持っていない。心臓に問題があると言うが、慣れたかかりつけ医を持たず、複雑な説明ができるほどの日本語力はなく、さらに経済的に困窮した中で医療費を捻出しなければならないという状況が絡み合い、適切な医療受診に至っていない。心臓に抱える問題は看過できないが、C氏に見られる受診抑制は、ことばの障壁と経済的障壁が複雑に絡み合っている。

C氏は、中国帰国者であるとともに、高度な障がいを負った娘の親というさらなるマージナルな境遇にある。日本の社会福祉制度に大きな信頼を寄せており、帰国者ではなく、障がい者支援の枠組みで行政の支援制度とつながっていた。娘の介護を自分たちだけで行っているのは、それで得られる補助金あってのことであろう。時間をかけてゆっくりと会話をすれば、日本語の理解力が高いことがわかるが、日本社会に馴染むために、一所懸命に日本語を勉強したことがうかがえ、その努力は並々ならぬものであったと想像できる。しかしながら、日本の社会はC氏の必死の努力に応えてくれるものばかりではなかった。移住後間もなく、まったくことばがわからない状況で入院したときの、「仕事場ではよく日本人にいじめられたが、病院ではそんなことはなかった」という語りには、日本社会での苦悩が如実に現れている。

高度な障がいを負った要介護の子を抱え、経済的にもかなり苦しい状況

第7章　中国帰国者の受療の語り

にあるものの、交流会で接するＣ氏は、控えめながら楽しそうに笑っていることが多い。交流会の場がＣ氏にとって如何に大切な場であるかがうかがえる。

3.6　Ｈ氏（帰国者2世の配偶者、女性）の語り

　Ｈ氏は日本語を上手に話す。日常会話にはほとんど問題がない。日本語教室でＨ氏から投げられる質問は、動詞の活用などの文法を含め、こちらが即答できないようなものが多々ある。日本語でわからない単語や言い回しがあると、すぐに電子手帳で調べてメモをする。知的で面倒見の良いお姉さんタイプという印象を受ける。このインタビューも、彼女だけは9割がた日本語で行うことができた。

━━・━━━・━・━━━━━━

　Ｈ氏は1950年に大連市で生まれた。最終学歴は、専門学校（日本の短期大学相当）卒業である。夫の母親（義母）が残留婦人である。Ｈ氏の義母は文化大革命が大嫌いだった。自身が日本人だということで、義父が酷い目にあったからだ。そして1980年、残留婦人に対する政策や支援がまだ何もなかった時代に、下の息子2人を同伴して私費で日本への帰国を果たした。義母は鹿児島の人だった。義母には子供が5人いた。Ｈ氏の夫は5人兄弟の長男だった。義母が帰国を決めたとき、三男まではすでに結婚していた。義父は、義母と一緒に日本に行くことはしなかった。次男夫婦は2人とも共産党員だった。日本に行けば当然除籍は免れない、だから行きたくないと言っていた。

　長男であるＨ氏の夫は、若いころからとても成績がよかった。1組70人で14組ある中、いつも2番か3番の成績だった。しかし母親が日本人ということで、大学に入れなかった。Ｈ氏の夫には、その差別や不公平がとにかく悔しかった。Ｈ氏は、夫があのとき大学に進学できていたら、たぶん日本には来なかっただろうと回想する。Ｈ氏の夫は、1986年に義母を訪ねて日本を訪問し3か月滞在した。そのときにやはり日本が良いと思った。

190

日本の、誰でも大学に入れるという不公平のないところが気に入っていた。当時の中国では、社会への不満や北朝鮮への不満などを口にしただけで、すぐ捕まった。日本はそういうことがない。自由なところが気に入った。それが永住を決めた一番の理由だとH氏は語る。

そして1987年に、H氏と当時6歳の息子を連れて移住することに決めた。すべて自費だった。当初、日本移住は嫌だと言っていた次男夫婦も、一度日本に様子を見に来たら、やはり日本がいいということで、日本への移住に踏み切った。三男だけは、義父の世話で中国に残っていた。しかし三男も、日本に訪問したときにやはり日本がいいと思ったので、義父を説得して義父と一緒に日本に来た。しかし義父はやはり中国に戻りたいと言ったので、また三男が付き添って中国に戻った。三男は義父が亡くなるのを中国で看取り、その後家族で日本に移住してきた。義母は5、6年前に他界した。

H氏の夫は、中国にいるときから、日本語の本やテープを買って一所懸命に勉強した。日本に移り住んでからは、積極的に会社の面接に行った。中国では貿易の仕事をしており、日本でも貿易の仕事に就いた。日本の就職先では、中国側との交渉で通訳を必要としないH氏が非常に重宝され、日本と中国の貿易をすべて任された。H氏夫婦には息子が2人いる。長男は日本人女性と結婚して孫が1人おり、関東地方に住んでいる。次男は日本生まれで、日本語が第一言語である。次男とは今でも同居している。H氏の家族は、皆日本籍を取得している。H氏は現在年金で主な生計をたてている。国民健康保険に加入して医療費は3割を自己負担している。

H氏は、2番目の息子を出産したときに日本の病院で入院した経験がある。当時は日本語が全然できなかったが、不安はまったく感じずに、とにかく気持ちが前向きだったという。H氏の夫は仕事で日本と中国を飛び回っており、検診のときからほとんど付き添ってくれなかったが、それも当たり前だと考えていた。それでも出産証明書をもらうのに手間取ったことがあり、ことばの大切さを実感した。

第7章　中国帰国者の受療の語り

「入院は、2番目の息子の出産のとき。予定日よりも早く陣痛が始まった。近所に住んでいた日本語ができる知り合いが、車で緊急に病院に連れて行ってくれた。当時、日本語は全然できなかった。通訳も付き添いもいなかった。義母とは離れて暮らしていたので、すぐに来てもらうことはできなかった。でもまったく不安がなく、気持ちがすごく前向きだった。何も怖くなかった。夫は貿易の仕事で日本と中国を行ったり来たり。定期検診もいつも1人で行っていたし、出産のときも夫は日本にいなかった。それが当たり前だと思っていたし、不安や怖い気持ちは全然なかった。でも困ったことはあった。産後の手伝いに自分の母を日本に呼ぶため、出産証明書が必要だったので病院に発行してほしかったが、まったく伝わらなかった。日本に来る前、夫がいるから大丈夫と思って日本語の勉強をしなかったけれど、甘かったと思った。やはり来る前に勉強しておくべきだったと。」

　H氏は、子どもを連れて小児科に行ったときに、一度、医師に不愉快な態度を取られたことがあった。

「子供が生まれて少しして小児科に行ったとき、その小児科の先生に嫌そうな態度をとられた。そういうことはその1回だけだったが、そのときは「日本人は中国人が嫌いなんだな」という印象を受けた。」

　若いころはとても前向きなH氏だったが、年齢を重ねた今、とても不安を感じている。心臓が特に不安であるという。心臓のための薬を2種類飲んでいるが、数年前から予兆を伴った動悸に襲われることがある。しっかり者のH氏は、飲んでいる薬の名前をきちんと記憶している。

「昔に比べて、今は不安な気持ちが大きくなった。歳を取って体が弱くなったからだと思う。昔は、医師の言うことがわからなくても不安はなかった。意思の疎通には筆談。先生も私も漢字を書いての意思疎通しか手段がなかった。でもそれでも良かった。日本では人はみんな笑顔で優しかった。買い物に行っても役所にいっても、みんな丁寧で優しい。中国では、店員は無視するし愛想も

ないし。それだけで大満足だった。今は、一番は心臓の問題。手足の関節痛も
あるが、それは命に直結するものではないからまだいい。心臓の問題は怖い。
血圧は高くないし糖尿もない。薬は心臓の薬を2種類飲んでいる。サンリズム
とワソラン。ワソランは動悸の激しいときにだけ飲んでいる。数年前から、動
悸が激しくなる前に「あ、くるくる」という予兆がある。そして息切れがく
る。家で絨毯や布団を片づけたり、庭の土を入れ替えたり、そういうことをし
た後、2日後くらいによく発作的症状がでてくる。サンリズムは毎日飲んでい
る。副作用があると聞いているが、血液検査でも肝臓に問題はないといわれた。」

H氏は健康のために漢方薬を服用している。手足の関節痛にも効くとい
う。しかしかかりつけの医師は漢方薬に詳しくない。知り合いに聞いた市
内の漢方医を紹介してもらい、必要に応じてそこで処方してもらっている。

「手足の痛みには漢方薬を飲んでいる。「芦根」と「ちがや（茅根）」。肝臓にも
いいし肺にもいい。免疫力も高まるし殺菌力がある。それからたんぽぽのお
茶。日本にもある。たぶんこういう漢方が肝臓にいいのだと思い、漢字を紙に
書いてかかりつけの先生に持って行ったが、先生はわからないみたい。漢方薬
は毎日飲んでいるわけではなく、少し歩きすぎた日など足が痛いときに飲んで
いる。中国では小さいころから漢方薬をよく飲んでいた。数年前、友達に市内
にある漢方薬の医師を紹介してもらって診てもらった。漢方薬を飲んで10日
後くらいから痛みがましになってきた。それから2、3年くらい飲んだ。完全
に治るわけではないけれど、今は普通に料理もできるから大丈夫。でも重いも
のは持てない。」

H氏は、今の健康状態は若い頃に無理しすぎたせいではないかと考えて
いる。通院は月に1回。これまではいつも1人で通ってきたが、最近は検
査の結果を聞くときなどは息子に同行をお願いするようになった。病院で
は医師も皆優しく接してくれて、満足していると評価が高い。

「若いときから健康は注意したほうがいい。若いときは、「大丈夫、大丈夫」と

思って無理しすぎた。今心臓に問題があるのは、そのころにやりすぎたからか
なと思う。わからないけど。今は、少し頑張りすぎるとすぐ動悸がでる。通院
は1か月に1回。いつも1人で行く。でも検査の結果を聞くときなどは、次男
についてきてもらう。彼も仕事で忙しいけれど、そういうときはついてきてく
れる。次男は医学に詳しいわけではないけれど、彼の彼女は看護師さん。病院
に関しては特に問題ない。先生はみんな優しくしてくれる。今の病院には満足
している。」

　将来への不安と期待について、興味深い答えが返ってきた。Ｈ氏は、日
本の生活に慣れ親しみ日本語も話せるようになれば、当然不安は減るはず
だが、来たばかりの何もわからなかったときの方が、全然不安がなかった
という。そして健康への不安を口にする。息子たちに迷惑をかけるような
ことにならないか不安だと語った。

　　「日本に来て20年以上住んでいるし、不安なことは少なくなっていくはずだけ
　　ど、来たばかりのことばがまったくわからなかったときの方が、全然平気だっ
　　た。いつも前向きで生き生きしていた。今は健康が不安。中国の若い人たちの
　　仕事ぶりは日本と全然違う。仕事中におしゃべりしても何してもかまわない。
　　日本の若い人たちは、いつも忙しく仕事している。だから自分が倒れて、息子
　　たちに迷惑をかけたくない。それが一番理想。今の老人ホームの問題などを見
　　ると、「ああ、こうなったら私も息子に迷惑かけるかなぁ」と心配。一番の期
　　待は、健康。子供に迷惑をかけたくない。そしてできれば孫の面倒をみてあげ
　　たい。」

　インタビューの最後に日本のことを尋ねてみると、日本に来たことに後
悔はないときっぱりと断言した。来たばかりの頃は、日本人の付き合い方
は冷たくて嫌だと感じたが、今はむしろそのほうがありがたいと思ってい
る、と笑って語ってくれた。

　　「日本に来たことに後悔はない。住みやすい。風俗習慣は違うけれど、日本は

礼儀正しくていい。来たばかりのときは、近所づきあいが嫌だった。中国では、すぐに「入って、入って」と言って、人の家に上がり込んでおしゃべりした。日本では人の家に上がり込むことはめったになくて、外で少し話すくらい。最初はそれが「冷たいなぁ」と感じた。でも今はその方がいい。人に上がり込まれると家の事ができなくなる。」

H氏の語りからみえること

　H氏は、本調査対象者の中で一番早くに、最も若くして（移住当時37歳）日本に移住した人である。前述のX氏の語りの中に、「1986年に移住しておけばよかった。あのときは私もまだ35歳。日本語も勉強できただろう」という語りがあったが、H氏は他の語り手に比べて、日本社会の環境に適応し易い要素を多く備えている。移住当時の年齢に加え、H氏自身も高学歴であったこと、夫も向上心が高く勉強熱心であったこと、さらに夫と義母が中国への不満と日本への期待を抱いていたことなど、希望に満ちての移住であったことが想像できる。

　移住後間もなく、出産のために入院したときには日本語はまったくできなかったが、希望に満ち溢れて何の不安もなかったと語っている。その後、自身でも一所懸命日本語を勉強したのだろう、現在は、病院でのコミュニケーションに問題がないほどに日本語が話せるようになっている。服用している漢方薬のことを、医師に堂々と聞いていることからも（結局それについて医師から新しい情報を引き出すことはできなかったが）、言いたいことや聞きたいことを躊躇している様子はうかがえない。受診抑制に繋がるような語りもない。移住前の中国では当たり前だった愛想のない中国人の対応との比較もあり、医療を含めてH氏の日本に対する評価は非常に高い。

　こうしたH氏の語りで興味深いのは、年を経るごとに不安が増しているという、他の語り手たちとは逆行する点である。医療受診に際して息子の同行をお願いすることがあるというが、それは日本語の問題からではなく、検査結果を1人で聞くのが怖いという不安から来るものである。H氏の不安は健康状態に対する不安であり、健康を害してしまったら子どもたちに

迷惑をかけてしまうという不安である。こうした不安を抱くことは、高齢を迎えるにあたって不自然なことではない。2010年に内閣府が公表した「高齢者の日常生活に関する意識調査」[4]では、複数回答ではあるが、60歳以上の男女3,501人のうち、実に8割近くの人が健康や病気に対して不安を感じているという調査結果がある。一方、帰国者を対象とした平成21年度生活実態調査でも、将来への不安でもっとも多かった回答は「健康」であったが、60歳以上では4,329人中3割弱であった。この生活実態調査は、複数回答ではないので内閣府の調査と単純な比較はできないが、先のX氏の「日本の生活にも慣れた」、「必要になったときに悩めばいい」などの語りも含め、帰国者交流会でのボランティア活動を通して見ていると、多くの帰国者たちは、将来を心配するよりも、ただ今を生きている様子が感じとれる。H氏が将来への不安を何度も口にしたのは、他の帰国者に比べて、H氏がより深く日本に同化していることの表れではないかと感じる。

3.7 J氏（帰国者2世の配偶者、男性）の語り

　最後に、帰国者2世の配偶者、男性J氏の語りを紹介する。J氏は交流会の世話役の1人である。「帰国者2世の会」のメンバーでもあり、全国の帰国者2世とつながっている。交流会でのJ氏は、世話役としてのプレッシャーからか気難しい顔をしていることが多い印象が強い。皆と一緒に広場踊りや太極拳、卓球などの身体を動かすアクティビティには参加せず、カードを楽しんでいることが多い。日本に来た直後、県内の帰国者支援センターで8か月日本語を勉強したというが、簡単な挨拶や単語がわかる程度である。

　J氏は1952年に大連で生まれ育った。最終学歴は高校卒業である。妻の母親（義母）が残留婦人である。義母が日本への帰国を決めたとき、義父

4）内閣府2010年4月2日付「『高齢者の日常生活に関する意識調査』結果［要約］」報告書。

は日本に移住することをどうしても嫌がり、中国に残ることを選択した。J
氏の妻には 5 人の兄弟姉妹がいるが、父親を 1 人で中国に残すことはでき
ないと、J 氏一家が中国に残ることにした。そしてその父親を看取った後、
1992 年に J 氏一家も日本に移住してきた。移住の理由として J 氏は「家族
は一緒にいた方がいい」と話した。J 氏と妻の間には娘が 2 人いる。妻の
母親は最近他界した。

　日本へ移住してから、J 氏は日本で溶接を学び三つの会社で働いた。最
初の会社に勤めて 2 年足らずで阪神淡路大地震が起きた。直接的な人的被
害はなかったものの、J 氏は失業して失業保険をもらった。次の会社では
8 年務めたが、社長が代替わりをして最後は倒産した。そのときも失業保
険をもらった。最後の会社には 6 年いたが、日本の景気が悪くなって辞め
させられた。その頃にはもうそれなりの歳になっており、J 氏は働くのを
あきらめた。そして生活保護を受けようと申請したが、認められなかった。
理由は次女を看護大学に通わせていたからである。J 氏は、生活保護の申
請の問題は複雑で仕方なかったと、当時を振り返った。

　現在 J 氏は年金で生計をたてている。国民健康保険に加入しており、医
療費の自己負担は 3 割である。長女は中国生まれだが、中国語も日本語も
堪能である。日本人男性と結婚して 2 人の息子を授かり、自身も介護士と
して働いている。J 氏夫婦とは別居している。日本生まれの次女は、日本
語が第一言語で中国語がそれほど流暢に話せず、J 氏とのコミュニケーショ
ンは長女ほどなめらかではない。看護大学を卒業し、現在は看護師として
病院に勤務している。今でも J 氏夫婦と同居している。J 氏を含め、皆日
本籍を取得している。

　J 氏は、日本で 2 回入院したことがある。1 回目は 1994 年。仕事中に外
傷を負った労働災害だった。入院先の病院には、中国語のできる看護師が
働いていて、彼女と中国語でコミュニケーションをとることができた。彼
女以外の看護師にもとても良い印象を持っている。

　「2 回入院したことがある。最初は 1994 年、地震の前の年。工場で仕事中に足

第 7 章　中国帰国者の受療の語り

にケガをして 5、6 針縫った。2 週間入院し、2 週間家で療養した。入院中付き
添ってくれる人はいなかったが、その病院には中国出身の多分華僑の看護師が
いて中国語が話せた。彼女以外にも、看護師たちはとても親切で熱心だった。
医療費は労災で降りた。」

　2 回目は 2014 年、胃のポリープ切除手術のために入院した。手術につい
ては、医師の説明を受けた後に家族で相談し、看護師である次女のアドバ
イスに従った。入院中は通訳できる人もおらず、病院スタッフとの会話は
ほとんどなかった。医師には紙に書いてくれるようにお願いした。それで
もわからないところは、娘や辞書に頼った。J 氏のそうした努力で、同意
書を含めて基本的なことはすべて理解できたという。それなりに満足だっ
たと語った。

「2 回目の入院は 2014 年、胃のポリープ切除のために家の近くの病院に 1 週間
入院した。検査で胃にポリープが見つかった。放っておくとよくないから、取っ
たほうがいいと言われた。日本の医療技術も進んでいる。今なら内視鏡でとれ
るから開腹手術の必要もないと、医師は説明してくれた。どうするかを家族と
相談することになった。家に帰って次女に相談した。次女は看護大学をでてい
るからよくわかっている。こういうのは早期発見早期治療がいい、手術した方
がいいと言うので入院した。入院中、家族はしょっちゅう見舞いに来てくれ
た。病院のスタッフとは、会話での意思の疎通はほとんどできなかった。医師
には紙に漢字を書いてくれるようにお願いした。通訳はいなかったが、同意書
も含め、基本的なことは一通り理解できた。胃カメラの後は 4 日間モノを食べ
てはいけないとか、点滴が終わりかけたらボタンをおすと看護師が来て新しい
のをつるしてくれるとか。基本的には問題なかった。医師もわかりやすく話し
てくれたし、態度もとてもいい。わからないところは繰り返し説明してくれ
て、紙にも書いてくれた。それでもわからないときは、それを娘に見せて説明
してもらった。娘が忙しくて来られないときは、自分で辞書を引いて調べた。
入院したときの病院の満足度はまあまあ良い。一般的に日本の病院の条件はと
ても良い。10 段階で 6 くらい。」

3. 中国帰国者の語り

　J氏の胃にはポリープがまだ一つある。入院から半年後の再診で、新し
いポリープが見つかった。前回とったのは3cmくらいだったが、今回見つ
かったのは1cmくらいでまだ小さい。半年後にもう1回検査の予定がある。
J氏はこうした術後の状況もきちんと把握している。入院中も基本的には
問題はなかったと語った。しかし一方で、病院でことばが通じないことの
もどかしさは大いに感じている。中国語が話せる医師を頼って、わざわざ
遠くの病院に行ったこともあるという。

　　「でも、病院でことばが通じないのはやっぱり問題。大きな病気だと特にそう。
　　中国語であれば伝えられることが、伝えられない。中国語を話す医師も市内に
　　はいるけれど、遠くて不便。それでもなんとなくすっきりしないときには、そっ
　　ち（中国語を話す医師のいる）の病院に行って、CTやらの検査を受けて中国
　　語で説明を受ける。」

　J氏は椎間板ヘルニアを患っており、腰にかなりの痛みを抱えている。20
年近くお世話になっているというM病院で、ヘルニアの病状がかなり進行
していると言われ、専門の国立病院を紹介された。専門の病院では手術を
勧められたが、J氏はかたくなに拒んだ。拒んだ理由は、同様の手術をし
た知り合いの術後の様子が思わしくなかったということや、手術の成功率
が高くないということを、人から聞いていたからである。現在は週2、3回
のリハビリと月1回の神経ブロック注射が欠かせない。3割負担の医療費
は馬鹿にはならないが、月1回のブロック注射には、少し遠いが電車に乗っ
て専門の病院に行っている。定期通院は基本的にJ氏1人でしているが、
特に問題は感じていない。

　　「ヘルニア、腰椎に問題がある。かかりつけはM病院。20年近くずっと通っ
　　ている。2、3年に一度MRIの検査を受けているが、ある年、腰椎の問題がか
　　なり進行していて手術が必要かもしれないと言われ、すこし遠かったが専門の
　　国立病院C病院を紹介された。妻と2人で行った。紹介状があったから、医

199

第7章　中国帰国者の受療の語り

師はそれを見たらみんなわかるから。C病院では手術を勧められた。でもどう
してもしたくなかった。（腰椎ヘルニアの）手術の成功率は日本でも60〜70%、
そんなに高くないと聞いている。こういう情報はだいたい友達から入ってく
る。腰椎の手術をしたことがある知り合いの話を聞いた。術後の様子が思わし
くなかったと言っていた。だから現状維持の治療方針でお願いをした。それ以
来、リハビリと月1回の注射が欠かせない。リハビリは週2回以上なので、C
病院まで電車代を払って通うことはできず、近所のM病院に通っている。医
療費は3割負担。ただで治療を受けているわけではない。でもリハビリに行く
と本当に体が楽になり、効果があるから通っている。リハビリでは新しい病気
が見つかるわけでもないから、特に意思の疎通をする必要もない。スタッフも
皆知っていて関係も良好、私にはゆっくり話しかけてくれる。ただ、月1回の
注射は専門の医師でないとだめなので、少し遠いがC病院に行っている。」

　J氏は高血圧や糖尿病などの持病はないが、リウマチで苦しんでいる。リ
ウマチの薬と腰の痛み止めを毎日服用しており、それに湿布を使っている。
リウマチの通院は2か月に1回だが、リウマチで初めて医師の診察を受け
たときは娘に同行してもらった。今はすべて1人でこなしている。薬につ
いてもきちんと把握している。

　　「リウマチの通院は2か月に1回。リウマチのことで初めて病院に行ったとき
　　は、娘が同行して通訳してくれた。2回目からは自分で行った。娘は仕事で忙
　　しい。リウマチは慢性病だし、昨日今日に始まったことでもない。薬は効いて
　　いるかとか、悪化していないかとか、それくらいの会話はわかる。病気のこと
　　がわかってくると、特に新しく聞きたいこともない。リウマチの薬は二種類
　　あって、毎日飲むものと1週間に1回飲むもの。医師もきちんと説明してくれ
　　るし、薬の袋には飲み方も書いてある。日本は薬の説明書をくれるから問題な
　　い。すべて理解している。」

　通常の通院に問題はないと言ったJ氏だが、話を続けていく中で、日本
語で症状を表現することがいかに困難であるかを語ってくれた。漢字で伝

わらない場合は、いったん家に持ち帰り、娘に日本語で記述してもらって、その紙をまた病院に持って行くという手間をかけている。

　「困難なのは、どこにどういう症状があるということを、うまく医師に説明できないこと。（中国語の）「発麻（Fama）」は、（日本語では）「しびれ」。今は覚えたが、こういう表現には本当に困る。どう言ったら伝わるのかわからない。家で娘に聞いて、紙に書いて、次の診察のときに持っていくと、ようやく医師はわかってくれる。日本人だったら、ふと思ったことでも簡単に質問できるだろうが、私はそうはいかない。家に帰って、娘に聞いて、紙に書いてもらわなければいけない。病状の説明は本当に難しい。中国人の医師に診てもらうときにはこういう問題はない。」

　J氏は病院や医師選びにこだわりを持っていた。医師は経験を積んでいる医師、病院は大病院がいいという。

　「昔お世話になっていた先生たちは、今は自分で開業している人も多い。医師はやはり経験が大切。10年やって1万人を診た医師と、数年で2、3千人しか診ていない若い医師との腕の差は歴然としている。やはり経験豊富なそれなりに年を取った医師がいい。これは誰にでもわかる道理。それから大きな病院がいい。小さいクリニックはあまり信用できないと思っていて、行ったことはない。歯科医院に行ってみてそれを思い知った。新しい歯科医院ができたので行ってみた。入れ歯を直さないといけないと言われて、数日間その歯がない状態にされた。大きな病院の中にある歯科に行ったときは、病院の中に技師がいて、ちょっと待ったらその日のうちにすぐにやってくれた。」

　最後に将来への不安と期待について尋ねると、そんなに不安もないが、病院に通訳がいてくれると嬉しいと語った。

　「今はそんなに不安もない。腰痛やリウマチはあるけれど、飲み食いができないわけでもないから。医療費助成を受けられる指定難病の枠が広がったらし

い。病院の会計のところで見た。新聞でも記事を見た。リウマチは難病の一つ。医療相談窓口に聞きに行こうと思っている。将来に期待するものは、病院に通訳がいてくれると嬉しい。」

　聞き取りも終わろうというところで、J氏は2世世代に対する政府の対応と、そのことで被っている苦悩について熱く語り始めた。帰国者2世を、支援の「対象内」と「対象外」に区別することへの憤りである。

　「呼び寄せ2世に対しては、政府は通訳を派遣してくれない。福岡や東京の帰国者2世の会にも顔を出しているが、日本全国で状況は同じ。帰国者2世を「対象内」と「対象外」に分けて考えるべきではないという要望書を、政府に出そうと思っている。日本政府は過去にも帰国の同行者に枠を設けてきた。20歳以上は同行できない、結婚しているものは同行できない、同行できるのは2家族まで、などなど。今の中国は一人っ子政策をとっているが、当時は子供の数はとても多かった。結果として、先に帰国した家族がまず日本での生活を落ち着かせ、その後に一緒に帰国できなかった家族を呼び寄せる形になった。もともと孤児や婦人は、やむなく中国に残留せざるを得なかった人たち。どうしてまた同じように親子を引き離すようなことをして、「対象内」「対象外」と区別するのか。」

　そしてJ氏は2世世代に横たわる年金の問題についても語ってくれた。

　「我々が日本に来たときには30歳代や40歳代。家族を養わなければならず、日本語を勉強するような余裕はなかった。仕事を見つけるのも簡単ではなかった。年金は40年払い続けないと満額はもらえない。でも40歳で働き始めて40年払い続けていたら、80歳になってしまう。それは不可能。2009年の（新たな）支援策は、1世世代を対象としたもの。1世の問題は、老人ホームとお墓の問題が残っているが、かなり解決された。しかし2世の問題はまだ何も解決されていない。2世の問題は年金と住居。私は16年しか払っていないから、今もらっている年金もとても少ない。2世の中には、ずっと生活保護をもらい続

けて働いたことがない者もいる。毎月の年金額が 6、7 千円という人もいる。最低限の生活水準に満たない者は、足りない部分を生活保護の受給で凌いでいる場合が多い。」

J 氏の語りからみえること

　J 氏の日本語会話力は高くない。簡単な会話が可能な程度である。2 世の呼び寄せ家族であり、医療通訳支援制度は利用できない。医療受診に際しては、片言の日本語と筆談を駆使しながら、日本生まれで現在看護師をしている娘の助けを適宜借りている。娘が常に病院に同行しているわけではなく、通常は 1 人もしくは夫婦で病院を利用している。しかし看護師の娘が、健康や治療における良き相談役になっていることは間違いない。医師とのコミュニケーションが毎回十分満足にこなせているわけではないが、片言の日本語と筆談を用いて言いたいことを伝える努力を怠ってはいない。「しびれ」という症状を説明するのに、筆談では伝わらなかった場合にも、わからないことをそのままにせず、いったん家に持ち帰って娘に訳してもらい、次の診察に持っていくという手間を掛けている。

　J 氏は失業した際に、生活保護を受給しようとしたが、当時娘を看護大学に通わせていたために受給資格なしと判断されてしまっている。手間を惜しまずに理解しようとする積極的な姿勢は、帰国者の支援も、生活保護の支援も受けることができず、公的支援に頼ることなく必死でやってきた 2 世ならではの知恵と強さと捉えることもできるだろう。また J 氏は、胃のポリープ切除手術には素直に医師の勧めに従っているが、ヘルニアの手術は拒否している。ヘルニア手術はリスクが高いと考えたからであるが、こうした情報は同様の手術を受けたことがある知り合いによってもたらされている。医学的根拠や論理性には疑問があるが、帰国者同士の情報交換の場の影響は大きいと考えられる。

　こうした J 氏の語りからは、勧められるがままの受け身の医療を良しとしない主体性を感じることができる。明らかにことばの壁は存在しているが、それが受診抑制を促している様子はうかがえない。日本の医師や看護

師の態度がとても良いと言い、日本の医療に対する満足度も高い。

　一方、J氏からは2世世代の代表としての強い思いが語られている。とりわけ2世世代間における支援「対象内」、「対象外」の不均衡には、一理あると感じた。

第 8 章

中国帰国者の語りから考える日本の医療

1. 日本の医療に対する満足度の高さ

1.1 語りに表れた高い満足度

インタビューを行った 7 名の中国帰国者の語りからは、おしなべて病院や医療者に対する高い満足度が聞こえてきた。Z 氏は、白内障を老眼と診断されたこと、麻酔処置なしで胃カメラ検査をされたこと、予期に反した点滴治療を受けていたことなど、自分の理に反した医療を提供した医師に対しては最低評価を下していた。しかし、自分の理に適った医療が提供されている限りにおいては、たとえ医師との対話が不十分であっても一切の不満は語らなかった。N 氏は、入院のときは完全に病院を信用していたと語り、ことばの問題と医師とは無関係とまで言い切っていた。X 氏は、診られるままに診てもらうことで満足だと語った。J 氏は、日本の医療者の態度はとても良く、一般的に日本の病院の条件はとても良いと語り、C 氏は、病院では仕事場のようにいじめられることがなかったと語った。また H 氏は、中国で生活していた頃との比較において、日本人の「笑顔」、「丁

205

第8章　中国帰国者の語りから考える日本の医療

寧で優しい」ところが大満足だと語った。帰国者らは、日本の医療を高く
評価し、厚い信頼を寄せていることがうかがえた。

　患者の満足度とは、患者側の視点から医療機関を評価した主観的なもの
である。患者のQOL（Quality of Life：生活の質）が尊重される現代の医
療現場においては、患者の希望や思いに寄り添うことが重要視され、それ
を測る一つの尺度として患者の満足度が重視されている。しかし、帰国者
に見られる満足度の高さは、患者のQOLに目を向ける以前に、彼らが抱
える社会的背景を踏まえて捉える必要があるのではないだろうか。

1.2　従順という戦略

　帰国者らが語る医療受診の困難は、断片的に捉えると、なにも帰国者だ
からこそ起こった問題ばかりとは言えない。難しい医学用語が理解できな
かったり、言いたいことを飲み込んだり、治療に対して受動的であったり
という傾向は、ことばや文化の違いに関係なく、むしろ患者と医療者のラ
ポール形成に問題があり、誰しもが経験し得ることであると捉えることも
できる。しかしながら、そこに至る歴史的背景に目を向けると、中国帰国
者という「文化的および言語的マイノリティ」としての社会的要因が確固
として存在することは否定できない。

　春田ら（1989）は、精神科診療の現場から、かなり早い時期に、帰国者
への支援をめぐる諸問題を提起し、精神の健康を保つためには、身体の健
康に加え、基本的な生活のしやすさと安定が不可欠であることを再確認し
ている。そして、帰国者が生活しやすい環境づくりのために、われわれ日
本社会に必要とされているのが、帰国者の考え方や生活習慣などを知り、
かつ帰国までの社会的、時代的背景を知ろうとする態度、そして、善意や
日本の習慣の押し付けではなく、帰国者の立場に立って日本社会への適応
を見守っていく姿勢である、と指摘している。

　しかしながら、これまでの日本社会には、帰国者に性急な「同化」を強
要する特有の性向があり（蘭2000）、帰国者らは、中国語など「中国人的
特徴」を消すことによって日本社会に溶け込もうと必死に努力してきた経

緯がある（鐘 2009）。そして、日本語を十分に習得することができず、期待されるように同化しきれなかった多くの帰国者らは、ことばが通じない状況を日常として受け入れ、「慣れる」ことで、同化に代わる「従順」の道を行くしかなかったのではないだろうか。それが日本社会で生き抜くための、帰国者なりの戦略だったとは言えないだろうか。そう捉えると、その戦略の結果として、彼らは病院においてさえも、ことばによる意思の疎通をあきらめ、その状況に「慣れる」道に至ったと考えられる。

　そして同様の傾向は、同じく壮年を過ぎてから日本に移住してきた呼び寄せ家族の 2 世にも引き継がれている。2 世の N 氏は、中国のイスラム教徒である回民だが、入院に際してはイスラム教徒ということを隠し、医療者には「豚肉は食べない」、「豚肉にアレルギー」と伝えていた。そして周りの環境に合わせて自分で状況をコントロールすることが大切だと語った。また、「自分が日本語を話せないことと医師とは無関係」と語ったように、医療受診における言語コミュニケーションの問題は、あたかも自分の責任であると捉えている様子がうかがえた。

　熊原ら（2014）は、中国帰国者成人（62 ± 10 歳）46 名を対象とした精神健康調査において、中国帰国者は、健康関連 QOL が身体的側面と役割・社会的側面において一般日本人の平均より有意で低値であったにもかかわらず、広義の包括的 QOL が日本人の平均値より高かったことから、調査対象となった帰国者らは「帰国後 10 年以上経過している者であり、移住による社会生活への適応への安定期にある」と推察している。しかし、熊原らが言う「適応」が、「慣れ」や「従順」に起因するものであったならば、「適応」がプラスの意味だけを持つとはいい難く、そこには主体性の欠如につながる危険性が含まれているとみることもできるだろう。そのことは、中身を知らずに同意書に署名し、「診られるままに診てもらっている」という X 氏の語りに象徴される点でもある。

1.3　日本の医師と中国帰国者のパターナリズム的関係性

　帰国者の語りからは、麻酔処置なしの胃カメラ検査や、あたりまえと思っ

第8章 中国帰国者の語りから考える日本の医療

ていた投薬がなされていなかった点滴治療への不満は語られたが、それ以外に医療にまつわる大きな不満は語られなかった。漢方薬についての情報共有がうまくできなかった語りがあったが、そのことで医師への信頼が失われることも満足度が下がることもなかった。希望しない治療を拒否することはあっても、基本的には提供されたものを受け入れる従順な傾向がうかがえた。ことばの違いという明らかな障壁から、言いたいことを伝えきれず治療につながらないなどの問題があるにもかかわらず、日本の医療や医師に厚い信頼を寄せていた。

帰国者からは、慣れたかかりつけ医によるルーティーン化した診察への依存、ことばの障壁は自分たち側の問題と捉える姿勢、いじめることなく受入れてくれる医療への満足などが語られた。こうした医師への手放しの信頼は、「医師を父親に患者を子どもになぞらえる」(宮坂2005)パターナリズム的関係性の受容と受け取れる。パターナリズムは、患者の権利や主体性を重視する現在の医療では、一般的にはかなり否定的に使われている。しかし、中国帰国者はこの関係性に不満を抱くことなく、むしろ享受していると考えられる。

すなわちパターナリズムの受容は、慣れ親しんだ医師に対する信頼と同時に、帰国者の従順の表れでもあり、日本で医療を受けるにあたっての帰国者なりの戦略と言える。そして、その戦略は、画一的な医療の提供を核とする日本の医療のあり方と何ら矛盾するものではなく、不満の原因にはなり得なかったと考えられる。しかし、大きな問題点として、そこからは主体性の欠如がうかがえる。

1.4 中国の病院との違い

帰国者らの満足度の高さは、彼らの基準が中国の病院事情や接客態度にあることも大きな一因といえる。中国は1949年の建国から社会主義を標榜し、質はともかく全人民が医療サービスを受けられる体制を目指したが、1970年代後半、鄧小平によって改革開放政策への方向転換が図られると、財政基盤を失った医療システムは大打撃を受けた。実際、2000年の世界保

健機関（WHO）による医療システムに関する評価で、中国は 191 カ国中 188 番と極めて低い評価であった（江藤 2011）。また、最近の傾向として、三浦（2009）は、中国社会科学院の『衛生緑書 2006』と『社会青書 2007』を取り上げ、中国で医療を受けるということが、「看病難、看病貴（診療を受けるのは難しく、受けられても医療費が高い）」という世論調査の結果と、「『医は算術』に堕落した」という厳しい批判を紹介し、中国における医療格差の問題を指摘している。今回のインタビューの中で、中国での受療経験を尋ねることはなかったが、例えば H 氏は、「中国では、店員は無視するし、愛想もない」のと対象的に、「日本では人はみんな笑顔で優しい」と語っていた。N 氏からは、中国の病院との比較において、「日本の病院のきめ細かさ」を賞賛する語りが聞けた。帰国者は、ことばの障壁がない中国の病院よりも、日本の医療者の笑顔や優しさ、きめ細かさに評価の重点を置いていたと言える。

2. ことばの障壁と医療通訳

2.1 医療受診におけることばの障壁

帰国者 1 世、2 世たちの中には、日本移住から 10 年以上を経ていても日本語が十分に話せない人が多い。帰国者の語りからは、医療受診において日本語が大きな障壁となっている状況が様々な形で表れている。語り手の帰国者の中、医療受診において言語コミュニケーションに問題がなかったと言えるのは H 氏だけであった。

公的支援の対象者である帰国者 1 世でも、毎回の通院に医療通訳支援を利用することはなく、入院や健康診断、いつもと違う異常を感じたときなど、必要に迫られたときにだけ支援制度を利用していた。医療通訳支援が利用できない 2 世たちは、必要最低限度を親族や知人に頼り、そのことをとてもすまないと感じていた。どちらの場合にも、多くの場面を片言の日本語と漢字による筆談でやり過ごし、慣れたかかりつけ医に身を委ねてい

る様子がうかがえた。

　理解できない部分の3割は聞き流すという語り。会話は必要ないという語り。医師に伝わらなかったことは家に持ち帰り、次の診察で伝えるという語り。具体的に聞きたいことがあっても、日本語の問題からそのほとんどを飲み込んでしまい、悪化するまで家族の同行を遠慮しているという語り。限られた範囲の日本語では症状を伝えきれずに、結果、薬の処方も受けられなかったという語り。そもそもかかりつけ医もなく、医療受診ができていないという語り。教育歴が低く漢字の読み書きも不得手で、中国人でも漢字による筆談ができないという語り。帰国者らのこうした語りからは、聞きたくても聞けないことに対する自分自身へのフラストレーションや、そのことへの自嘲とあきらめが感じられ、日本語ができないのは自分たちの責任と捉えている様子がうかがえた。

　そして、明らかなことばの障壁や困難にもかかわらず、帰国者たちはおしなべて「問題ない」、「医者はわかっている」と言い、日本の医療や医療者を厚く信頼し、「満足している」と語った。ことばの障壁による困難をもっとも多く具体的に語ったN氏でさえ、「ことばの問題と医師とは無関係」とまで言い切っていた。

2.2　行政による医療通訳支援

　患者と医療者の間の言語コミュニケーションを橋渡しするのが、医療通訳者である。中国帰国者1世および一部の2世は、国の自立支援通訳派遣事業を利用することで、医療機関を受診する場合などに、通訳の同行（「医療通訳支援」）を依頼することができる[1]。1世のM氏とZ氏は、上手に行政の支援を利用して、病院に医療通訳支援者を同行していた。医療機関を含む公的機関の利用に際して、通訳派遣業務が全国的に制度化されているのは中国帰国者のみであり、その点では他のマイノリティ集団よりも恵まれていると言える。しかしながら、その制度が帰国者のニーズを満たすよ

---

1)　第6章参照。

うな形で有効活用されているとは言い難い。

第6章で先述した中国残留孤児等実態調査でも明らかであった通り、支援対象者であり、通訳を必要としている人でさえ、実際に医療通訳支援を利用している人は5割程度であった。5.3%は、支援対象者であるにもかかわらず「依頼したいが頼める人がいない」と回答しており、制度そのものを知らない、もしくは使い方を知らない帰国者の存在が浮かび上がっている。さらに、日本語能力が低いほど医療通訳支援のニーズは高いはずであるにもかかわらず、その利用状況が低下するという逆説的な結果も示されていた。

M氏とZ氏は、1世でも若い世代にあたり、概して健康状態もよい。医療通訳支援の利用にも慣れていた。しかし交流会にも参加できない高齢の帰国者や、社会から孤立してしまった帰国者など、本来もっとも支援が必要とされるはずの人のところに、事業の手が届いていない状況が垣間見える。

さらに、J氏が強く語ったように、帰国者2世が皆「中国残留邦人の子」という事実に違いがないにもかかわらず、その帰国が公費か自費かで、公的支援の「対象内」、「対象外」という線引きがなされている現状がある。同じ2世でも「対象内」の人は医療通訳支援を利用できるが、「対象外」の人は利用できないという、2世世代における確固たる不均衡が存在している。N氏のように生活保護を受給している場合、トラブルに際しては行政からの何らかの手助けを得ることができる場合もあるが、医療通訳支援のような医療機関への通訳派遣は生活保護支援の対象外である。

一方、Z氏が結局1人で胃カメラ検査に臨んだように、行政の支援は緊急の要請にいつでも対応できる保障はなく、通訳者の人的確保の問題も大きい。制度上は他のマイノリティ集団よりも恵まれているとは言え、実際のところは、結局、1人でことばの障壁を抱えたまま医療受診したり、家族や知人に頼ったりしている帰国者が多いというのが現状である。

2.3 医療通訳支援者の医療通訳としての適性

医療通訳支援者の「医療通訳」としての適性はどうなのだろうか。

第8章　中国帰国者の語りから考える日本の医療

　行政から派遣される医療通訳支援者は、「医療通訳者」としての研修を受けている人ばかりとは限らない。医療現場での通訳には、語学力のみならず医学知識や保健医療システムに精通し、医療者たちとの信頼関係を築くことが必要とされる（南谷2013；村松2013）。しかし、医療通訳支援者である支援・相談員や自立支援通訳は、必ずしも保健医療に造詣の深い人たちばかりではない。春田ら（1989）は、帰国者の精神科診療の経験から、間に入る通訳者に「その人の思い込みみたいなもの」があり、「どこに真実があるのかつかみにくい場合がよくある」と、通訳の正確さについて疑問が残る点を指摘している。また飯田（2010）は、行政からの派遣である通訳者には行政側の立場から行政の意図を伝える役割が期待されている、という通訳者としての中立や公正の問題を指摘している。KFCの帰国者交流会でのインフォーマルな聞き取りでは、医療通訳支援者が歯科医師の話をきちんと伝えてくれなかったエピソードも耳にした。

　帰国者たちの高齢化が進む中、医療や介護現場における利用者の増加に伴って、通訳の需要が高まるとともに、医療現場における通訳の特殊性も認知され始め、地域によっては、中国帰国者交流センターなどにおいて、医療通訳支援者を対象とした医療通訳研修を実施するところも増えている[2]。しかしながら、こうした研修は任意である上に研修時間も限られている。研修の成果を評価する認定制度など、その質を担保できるものもない。今後、2020年に向けて医療通訳の制度が整備されていく中で、帰国者を対象とした医療通訳支援のあり方にも変化が出てくるだろうが、現状、医療通訳支援者の人員確保と質的担保は大きな課題と言える。

2.4　多言語対応ができる医療従事者

　帰国者の語りからは、中国語ができる医療従事者に助けられたエピソードが複数聞かれた。帰国者に限らず、病で心身が衰弱しているときに手を

　2）　多文化共生センターきょうとは、2014年から各地の中国帰国者・交流センターにおいて医療通訳研修を行っている。http://www.tabunkakyoto.org/

差し伸べてくれる同じ文化や言語背景を持つ医療従事者の存在は、患者にとって大きな心の支えとなり安心を与えてくれる。欧米諸国には、ことばが通じる医師の診察を受けている患者の方が、治療効果が高く（Hackerら2012）、聞きたいことがきちんと聞けている（Greenら2005）という先行研究も多く、マイノリティ出身の医療従事者の雇用促進がマイノリティ患者対応の大きな柱となっている（Drakeら1998；Betancourtら2003；Hendersonら2011；Kormaricら2012）。交流会に参加している帰国者たちの中には、子どもたちが日本で医師や看護師、介護士などになって、現場で活躍しているということを話してくれる人たちがいる。娘を看護大学に通わせたために生活保護を受けることができなかったというJ氏のように、様々な葛藤を抱えながらも、家族の努力でそれを乗り越え、日本で医療者を育て上げるという次世代の発展を成し遂げてきた人たちがいる。

中国帰国者という歴史的文化的背景を理解し、かつバイリンガルな2世、3世たちは、帰国者ら患者側にとっても、日本の医療機関にとっても、かけがえのない貴重な人材である。海外から看護師や介護士を受け入れることに力を注ぐことも一つであるが、こうした内なるマイノリティ人材の積極的な育成は、これからの日本の教育と医療にとって、極めて重要であると示唆される。

2.5　医療通訳者とアドボカシー

中国帰国者の中には、病院に医療通訳者がいてくれることを望む気持ちを語った人もいた。病院や医師に満足し、「問題ない」、「それなりに理解できるようになった」と語る帰国者たちだが、病院に医療通訳者が整備されるようになれば、遠慮がちに家族の同行を求めなくても行きたいときに病院に行けるようになり、これまで飲み込んでいた質問を口にする機会が与えられるようになる人は確実に増えるだろう。

ここでは帰国者に関わる医療通訳者の役割について、もう少し踏み込んで考えたい。

従順という戦略をとった帰国者の中には、主体性に問題を抱えた人たち

第8章　中国帰国者の語りから考える日本の医療

がいる。そうした状況は、「あえて聞かない」、「診られるままに診てもらっ
ている」という語りや、かかりつけ医によるルーティーン診察に依存して
いる傾向から読み取ることができる。こうした患者の場合、たとえ医療通
訳者が同席していたとしても患者自身が、主体的に「伝えたい」、「聞きた
い」という意思を持って、それを言語化しなければ、医療通訳者の介入は
医療者から患者への一方通行にとどまり、結局、適切な医療の提供に結び
つかない可能性が残ってしまう。

　米国の医療通訳士職能団体International Medical Interpreters Association
（IMIA）の行動規範には、「（医療通訳士は）公平性・不偏性を保つこと
（Maintain impartiality）」が明記されており[3]、プロフェッショナルな医療
通訳者は常に中立を保ち、患者側にしろ、医療者側にしろ、偏ることは批
判の対象とされている（White ら 2008）。しかしながら、ひたすら従順で
主体性を表に出さない患者が、医師への質問を遠慮したり、あるいは質問
をする意思すら持てずに、ことばを発することができなかったりした場合、
「不偏性」を固持した医療通訳者では、ことば以上の介入が制限されてしま
い、患者の内なる声が医療者に全く伝わらないことが危惧される。

　日本における医療通訳の整備は、2020 年東京オリンピック・パラリン
ピック開催決定が決まった 2014 年から、厚生労働省が中心となって現在急
ピッチで進められている。2015 年には、厚生労働省から委託を受けた一般
財団法人日本医療教育財団が主体となって「医療通訳育成カリキュラム」
が策定され、基準が定められるとともに、テキスト「医療通訳」が公表さ
れた[4]。そのカリキュラムに基づいた英語、中国語、ポルトガル語通訳者の
養成講座と、「医療通訳技能認定試験」による認定も始まった。このテキス
ト「医療通訳」には、「医療通訳者は、言語、文化的・社会的背景に違いの
ある外国人患者と医療従事者の間に『言葉の媒介者』と『文化の仲介者』

---

3) International Medical Interpreters Association ホームページから：http://www.imiaweb.org/
standards/standards.asp

4) 多文化共生センターきょうと：http://www.tabunkakyoto.org

214

として入り、『患者が自分の意志で決定することができるように、患者の文化に適した方法で、かつ患者が理解できる方法で情報が提供されること』を助ける存在」と明記されている。一方、日本医療通訳士協議会（Japan Association of Medical Interpreters：JAMI）の倫理規定では、患者の権利の擁護（アドボカシー）について、「医療通訳士は、すべての人の尊厳と健康で文化的な生活を送る権利を尊重し、患者等の主体性を損なわない範囲でその実現に努める」と記載するに留まっている[5]。

　日本における医療通訳はコミュニティ通訳から派生しており、その活動には、地域住民のボランティアに支えられた人道支援や福祉的要素が伴ってきた（村松 2013：2015）。多くのマイノリティ住民は、日本社会において脆弱（vulnerable）な存在であり、コミュニティ通訳の助けなしには適切な医療にアクセスできなかったこれまでの歴史を物語っている。

　中国帰国者を取り上げるきっかけとなった本書冒頭の入院患者の事例のように、ことばの橋渡しができたとしても、それが肝心の病気の治療や治癒につながらないことがある。医療者とのパターナリズム的関係に身を任せ、自らの考えを表に出さないように感じられる帰国者には、そのリスクが高いと言えよう。ルルデス（2013）は、患者側の立場から、「（医療）通訳士の役割は、……（中略）外国人の社会的・経済的な状況を把握したり、患者のわずかな顔の表情から文化的、家族的、個人的な状況を読み取ったりして必要な擁護を行うといったことも、仕事の中に含まれる」と述べている。

　日本に比べて通訳者人材が豊富な米国では、例えばソーシャル・ワーカーはソーシャル・ワーカーで多言語対応が可能であり、医療通訳者は診察室での通訳業務に徹することができる。しかし通訳人材自体が乏しい日本の医療現場において、米国と同じようにすることは極めて困難である。医療通訳者は必要に応じて受付から会計、薬剤部まで同行し、病院内のあらゆる分野、すべての診療科で必要とされているのが、日本の医療通訳の現状

5）　医療通訳士協議会ホームページから：http://www.jami-net.jp/htdocs//?page_id=17

である（内田 2015：南谷 2015）。

　こうした状況を考えると、少なくとも今の日本の医療現場において、マイノリティ患者に対する医療通訳は、ことばの橋渡しに徹するだけでは必ずしも十分とは言えない。その顕著な例が、中国帰国者の語りに垣間見える。中国帰国者に対する医療通訳を考えると、日本における医療通訳者には、医療知識があることと言語コミュニケーション能力が優れていることに加え、コミュニティ通訳から引き継がれる福祉的役割あるいは支援的役割が必要であることに行きつく。

3.　マイノリティの住民の高齢化にともなう問題

3.1　マイノリティ高齢者向け施設

　2010 年度以降、新規の中国帰国者は減少している。国の支援体制の中心は、これまでの帰国支援の事業から、帰国済みの人びとに対するコミュニティ支援に切り替わった。中でも高齢化対策が最重要課題として掲げられ、支援通訳等人的支援の充実が叫ばれている[6]。

　王ら（2012）は、儒教文化における「家」制度のもとで生じた「養子防老（子供を養育するのは老後のため）」という中国の伝統的な考え方が、高齢化した中国帰国者にも当てはまるのではないかと推察している。しかし、帰国者の語りからは、「子どもたちには迷惑をかけたくない」という、むしろ王の推察とは逆の思いがより強く見いだせた。同様の傾向は、米国に住む中国系住民の間にも見られ、中国人は家族の幸せをいつも心にかけており、次世代への負担になりたくないと、強く願っていることが報告されている（AARP Research Center 2013）。

　Ｚ氏の語りの中、帰国者用の高齢者向け施設を望む声が挙がった。戦時

---

6)　近畿中国帰国者支援・交流センター主催「ボランティア研究会（兵庫）」（2015 年 2 月 4 日）での配布資料から。

3. マイノリティの住民の高齢化にともなう問題

中に開拓団を多く送り出した長野県飯田市には、「宅老所ニイハオ」という
デイサービスセンターがある。センターの母体は、福祉・医療を担当し、
帰国者の相談にのる機会が多かった飯田市の職員が中心になって立ち上げ
たNPO法人中国帰国者等のための介護・福祉の会である。センターを取
材した加藤（2007）は、この施設の問題点として、病気をしたときの言葉
の問題と金額面の問題を挙げ、「残留孤児を今度は〈介護棄民〉にするよう
なことがあってはならない」と訴えている。

　中国帰国者のみならず、マイノリティ住民の高齢化が進む中、利用者の
ことばや文化に配慮した高齢者向け施設の需要が、今後高まることは間違
いない。

3.2　失語症のリスク

　KFCの帰国者交流会の参加者には、私が知る限りで2名、脳梗塞を起こ
した後に日本語をほとんど忘れてしまったという帰国者2世の女性がいた。
永渕ら（1990）は、日本語を日常会話で不自由なく使用していた帰国者男
性（当時48歳）の失語症の事例を挙げ、失語回復を2年間観察した結果、
中国語のほうが日本語より良好であったこと、読解は中国語（漢字）で可
能であったが、ひらがなではほとんど不可能であったことを報告している。

　インタビューの中、M氏は「簡単な説明は自分でも理解できるように
なった」と語り、Z氏は「かかりつけ医は、片言の日本語をだいたい理解
してくれる」と語った。N氏は「簡単な質問……くらいなら、今は理解で
きるようになった」と語り、X氏も「簡単な会話はできるようになった」
と語った。日本語がそれほど話せない語り手たちは、おしなべて、かかり
つけの医師はわかっている、簡単な日本語なら大丈夫と、表面上楽観的に
かまえている様子がうかがえた。しかしながら、高齢化にともなった病気
によって、簡単な日本語も忘れてしまうような事態は、今後増えると想定
される。

　同様のことは、認知症についても考えられる。日野原（2005）は、認知
症の事例の中で、成人した息子がダフール語しか話せない帰国者1世のケ

217

アの難しさを伝えている。「脳梗塞に伴って失語症があるのか、それとも痴呆のために答えられないのかということを鑑別」しなければならないことと、患者と家族の「満足度がまったくわからない」ことの困難に言及しつつ、「非常に難問が重なったような状況」のときには、「いろいろな人の知恵を借り」ることが重要なこと、すなわち他職種連携が重要であることを説いている。

　一方、認知症は、共通言語を持たない医師と患者が、一般の通訳を介してことばのやり取りをするだけで、正確に診断を下せるものではない。それを限られた研修機会しか与えられていない現行の医療通訳支援者に頼りきることは、適切とは言い難い。今後、相応に専門の医療通訳者が必要であると同時に、適切に診断や治療ができるように、うまく通訳者を使うだけの技術が医療者にも求められる。

3.3　複雑な日本の介護制度

　中国帰国者に限らず、言葉ができないマイノリティ住民にとって、日本の介護制度は複雑で理解が難しい。本来ならば利用できる制度へ、こうしたマイノリティ住民が適切にアクセスできていない状況は、日本全国に潜在的にあると考えられる。第6章で取り上げた帰国者2世が中心となって愛知県で始まった「外国人高齢者と介護の橋渡しプロジェクト」は、次世代の当事者が自身の経験に学び、主体となって始められた取り組みであった。このプロジェクトは、中国語の介護通訳ボランティアから始まっているが、将来的には多言語への拡大が計画されている。行政の医療通訳支援や既存の医療通訳制度との連携を図りながら、医療から介護へのスムーズな橋渡しができる体制づくりは、帰国者のみならず、マイノリティ住民の高齢化対策には不可欠である。

4. 歴史の壁ともう一つの意義

　最後に、中国帰国者にまつわる歴史の壁について触れておきたい。帰国者の存在経緯や中国残留邦人そのものを知らない日本人が増えている。中国帰国者が日本社会から明らかに風化を待つだけの存在になってしまっていることは、大きな問題と言える。宮武（2011）は、東京都内の大学生に向けたアンケートで、「中国残留孤児・婦人のことを知っていたか」という質問に対して、172人中130人が「知らなかった」と回答したと報告している。私自身、医療現場でボランティア通訳をしているときに、20代と思われる看護師から「患者は日本人なのにどうして日本語が話せないのかわからなかった」、「帰国者という存在を知らなかった」という相談を受けたことがある。帰国者を患者とする際には、ことばや文化の問題に加え、歴史という可視化されない壁が高く存在していることを痛感した。

　一方、Kawachi（2016）は、日本が長寿国であることの一つの理由として、日本社会における社会的資本（ソーシャル・キャピタル）の高さを挙げ、それを称賛する一方で、日本には社会の凝集性の高さ故に、習慣に従わない者を「村八分」で表現されるような仲間はずれにする危険性がある、とも指摘している。帰国者からは、「日本人の友達はいない」という語りも聞かれ、長年にわたって日本社会との接点が希薄である状況がうかがえた。

　2015年9月、戦後70年という節目の年に、国会は与党自民党のもと、多数の憲法学者が日本国憲法第9条違反であると懸念を表明したにもかかわらず、半ば強引に「安全保障関連法案」を可決した。これは、戦争の記憶が人びとの脳裏や日本社会の表舞台から消えつつあることの証明ではないかと感じずにはいられない。鐘（2009）は、残留孤児の問題は戦争犠牲者の後始末の問題であると指摘する。帰国者の語りの中でも、日本人であることが原因でひどい仕打ちや差別を受けた中国での経験や、日本の仕事場でいじめられた経験など、中国における日本人、あるいは日本における中国帰国者としての苦悩や葛藤が聞かれた。こうした語りは、過去に生きた人びとではなく、今、同時代を生きる人びとの語りである。

われわれは、帰国者のみならず、世界とくに一部のアジア地域には、第二次世界大戦の後遺症にいまだ悩まされ続けている人びとがいることを忘れてはならない。戦争責任と戦後責任について、今の世代が反省をする必要はない、と公言した政治家がいる[7]。戦後生まれの世代が、中国残留邦人を直接的に産み出した戦争の当事者であるとは言えないにしても、困難を乗り越えて帰国を果たした帰国者とその家族に、「基本的な生活のしやすさと安定」（春田ら 1989）が十分に提供されないような社会を築きあげた責任の一端を、戦後生まれのわれわれ世代に問うても間違いではないだろう。

その一方で、日本が国際社会におけるプレゼンスを高めたと自負するならば、紛争が絶えない現在の世界情勢の中、難民問題の緩和には積極的に取り組んでしかるべきである。現在の帰国者支援は、国内の対難民支援策などから見れば、明らかに恵まれている。しかしながら、そこに至るまでには、国家賠償請求訴訟など、当事者や支援者たちと、行政や日本社会の間で、何度も繰り返された戦いと試練があった。そのことは当事者側にも行政側にも過度の負担であったことは否めない。その反省を踏まえると、日本社会における帰国者支援のこれまでの過程は、今後の難民を含めた移民政策が、受入れそのものを拒否する方向にではなく、社会的基盤を整備する方向に舵をとっていくための大いなる教訓と言えよう。

こうした時代の流れの中、直接戦争体験を聞くわけではなくとも、中国帰国者らの語りや経験を記録するということが、ささやかながらも戦争につながる記憶の継承の一端を担うものであると考え、本書のもう一つの大切な意義として最後に書き留めておく。

---

7) 第 132 回国会衆議院外務委員会議事録第 9 号（1996 年 3 月 16 日）。

あとがき

2015年11月、米国シカゴで開催された第143回米国公衆衛生学会（American Public Health Association 143rd Annual Meeting & Expo in Chicago）で研究成果を発表する機会を得た。米国公衆衛生学会は、世界中に会員約2.5万人を有する世界有数の学会である。1週間にわたって行われる年次集会には、世界中から毎年1万人以上が参加する。この学会で発表の機会を得るという事は、（特に日本人にとって）なかなかにハードルが高いことである。私は大学院生という立場を利用して、学生に発表の機会を提供するために設けられたStudent Panelに応募して採択された。学会では本書の第5章に収めた病院調査にもとづき、日本の医療現場における文化的および言語的マイノリティ患者対応の現状と課題、そして今後に向けた期待と希望を発表した。10分足らずの短い発表であり、活発な質疑応答にも発展しなかったが、セッション終了後、座長が私のところに駆け寄って来て、「世界中が、日本の保健医療政策は最も優れていると思っている。私も大学の講義では、よく日本の例を引き合いに出している。その日本の教訓を、我々は学ぶ必要がある。本学会での日本からの発表者は非常に少ないが、今日の発表のような日本の現状を引き続き発信し続けてほしい」とのコメントをくれた。このことばは、博士論文の執筆で挫折しそうになったときがそうであったように、今でも、そしてこれからも、私のモチベーションを上げる機動力になっている。

この学会の中でもう一つ、強く印象に残ったエピソードを書き記したい。私が参加した年は、米国マイノリティ・ヘルスの礎石であるHeckler Reportの、発刊30周年という記念すべき年であり、会期中、いたるところでHeckler Reportの記念シンポジウムが開かれていた。その中の一つ、健康

格差（Health Disparity）をテーマに米国保健福祉省が主催したシンポジウムの、質疑応答での一幕である。壇上に居並ぶ保健福祉省の座長および登壇者たちは（はっきりと記憶していないが5〜6名程度だったと思う）、そのほとんどがアフリカ系アメリカ人だった。そのアフリカ系の官僚たちに対して、最前列に座っていたネイティブ・アメリカ人のカップルが、次のように訴えた。「私たちはアラスカから来たエスキモー（Eskimo）だ。私たちネイティブ・アメリカンへの対策はどうなっているのか。私たちのことを忘れるな！」。Heckler Report をはじめ、これまで人種差別の象徴とされてきたのは主にアフリカ系住民であったが、30年を経た今、そのアフリカ系アメリカ人の官僚たちに対して、さらなるマイノリティ住民たちが声を上げ、権利を主張している。加えて、私にさらに強い印象を抱かせたのは、人種が入り混じった会場が、拍手喝采の渦に包まれたその光景であった。それに対し保健福祉省の官僚は、「あなたたちのことは、私たちのトップ・プライオリティの一つになっている。これは大統領（当時はバラク・オバマ）も認めている」と返答した。この一幕は非常に印象的であり、日本でもいつかこういう光景が見られるようになるのだろうかと、日本のマイノリティ・ヘルスに向き合いはじめたばかりの私の心に強く残った。

　本書のタイトルに掲げた「多文化共生」についても、ひとこと付け加えておきたい。
　池田（2012）は、日本には多文化共生社会が「さまざまな葛藤をもたらしながらも着実に定着している」としながら、次のように述べている。

　　『多文化共生』という言葉をただ無反省にスローガンとして唱えるのではな（く）……、むしろ、多文化共生に向かおうとするモーメントとそれを阻むさまざまな社会的要因が織りなす現実を冷静に見つめ、これらの現象の背景に伏在するさまざまな倫理的前提や思想をあぶり出し、それらを批判的にながめ、必要に応じて概念用語を付加的に創案し、かつわれわれがそれをさらに使いこなして鍛え上げ、実践の現場で適用可能なものとして、修正・改良していくことを、

（私たちは）私たち自身に課している。

「多文化共生」は、きれいごとを掲げたスローガンではない。遺伝学的にいえば、種（「文化」を孕む）が交わることで（社会全体をも含めた）環境適応能力は補強されるかもしれない。しかし同時に、葛藤やコンフリクトの土壌にもなり得る。

池田の主張を借りるならば、本書は、マイノリティ住民に対するこれまでの日本の医療政策や医療のあり方を振り返ることで、「現象の背景に伏在する倫理的前提や思想をあぶり出」すことを試み、マイノリティ・ヘルスという、日本国内ではまだほとんど使われていない「概念用語」を、創案ではないにしろ、取り込むことを提唱してきた。

残念ながら、マイノリティ・ヘルス政策の先駆者である米国が、格差の是正という目的に対して、実際に理想的な結果を生み出しているとは言いがたい。格差は相変わらず続いているし、皆保険制度を目指して前オバマ政権が成立させた Affordable Care Act（いわゆるオバマケア）は、現トランプ政権によって、撤廃の危機にさらされ続けている。しかし、Heckler Report に始まり、米国保健福祉省マイノリティ・ヘルス局が提唱してきたこと、すなわち、「人びとの文化を尊重し、文化的ニーズに即した医療を提供することが、過去から続く差別や社会的不平等に端を発した健康格差是正のために、今、われわれがなすべきことである」という、過去への反省と未来への決意には、われわれ日本の保健医療に携わるすべての人たちも、学ぶところが多いのではないだろうか。

"No one will be left behind（誰ひとり取り残さない）"

国連が SDGs（Sustainable Development Goals：持続可能な開発目標）の理念に掲げていることばである。これまでの日本の保健医療政策に欠けていたもの、そして、これから私たちが真剣に取り組んでいかなければならない課題である。これまでの日本の医療は、マイノリティ人口の絶対数の

少なさをいいことに、文化やことばが異なるマイノリティ患者対応に、真正面から向き合ってこなかったことは否定できない。

池田（2012）は、「渡日外国人が直面している医療・保健・福祉サービスの問題と対策を、個人レベルの傷病とケアの問題として考えるのではなく、社会文化的なケアとしてとらえることが『移民をめぐるコンフリクト』の解消に向けた不可欠な認識論的作業である」（傍点著者）と指摘する。

私は本書の中で、マイノリティ住民の一集団として特に中国帰国者をとりあげた。中国帰国者を対象とした先行研究には、戦争犠牲者としてのライフストーリー、アイデンティティ、同化政策などを中心に、先人たちの蓄積がある。しかし、保健医療分野に関しては、医療現場での特異な例としての事例研究がある程度で、中国帰国者を生活者として捉え、かつ彼らの日常の医療受診に焦点をあてた研究はほとんどない。

これまで特異な例として、個人レベルで取り上げられてきたマイノリティ住民の保健医療の問題を、日本社会の問題として捉えなおすこと、そして、医療現場におけるマイノリティ患者対応に関しては、「画一的に近代医療を一方的に押しつけてきた日本の医療現場の問題であると捉え直す」（中村2013b）姿勢が、必要ではないだろうか。

医学の進歩や疫学の発展は、いうまでもなく人びとの健康に大いなる恩恵を与えてきた。しかし、「医」の視点から人びとの健康を考えるだけでは、きっと誰かが取り残され続けてしまう。そこには、社会学的視点、すなわち医療の事象を人文社会学的に捉える医療社会学の視点が、不可欠なのである。

人は時と場所を選んで生まれてくることはできない。歴史を振り返り、人びとの文化的・社会的背景を知ること、そしてそうした社会的文脈のなかで人びとの健康を考えること、それが私の考える「多文化共生の医療社会学」である。

謝　辞

　本書をまとめるにあたり、ご協力いただいた多くの関係者の方々に、この場をかりて厚く御礼申し上げます。特に、調査の機会を与えて下さった非営利活動法人神戸定住外国人支援センターの金理事長、フフ・デルゲル氏には、インタビューに際して多大なるご迷惑をおかけしましたが、それでも根気よくご協力と叱咤激励を頂きました。改めて心より感謝申し上げます。そしてインタビューに快く応じて下さった帰国者の皆さまと王栄氏にも、深く感謝申し上げます。

　大阪大学人間科学研究科の指導教官であった中村安秀教授は、アカデミックの「ア」の字も知らなかった私を、6年にわたって根気よくご指導下さり、研究のみならず、医療通訳士協議会（JAMI）の活動などを通した数々の実践の機会も与えて頂きました。博士論文の副査であった池田光穂教授には、研究科の枠を越え、医療人類学の角度から多くの学びを頂くとともに、本書の出版に際して背中を押して頂きました。他にも多くの先生方からご指導と叱咤激励を頂きました。中村先生、池田先生をはじめ、お世話になりました先生方に、心より感謝申し上げます。そして、これからも引き続きよろしくお願い申し上げます。

　本書は、平成29年度大阪大学教員出版支援制度（若手部門）の助成を得て出版させて頂きました。出版の機会を与えていただいた大阪大学出版会と担当編集者の栗原佐智子氏のご苦労に、深く感謝し、心より御礼申しあげます。

最後に、いつもつかず離れず程よい距離を保ちながら、必要なときには必ずそこにいれくれる母と、これまで気づかなかったけれど、研究者としての背中を見せてくれていた亡き父、そして家族一同に、心から感謝いたします。ありがとう。

　　2018 年 12 月

　　　　　　　　　　　　　　　　　　　　　　　　　小笠原理恵

参考文献

日本語論文・書籍（五十音順）

青山京子，国井由生子，柳澤理子他（2014），「特別な保健医療ニーズをもつ在日外国人母子保健福祉サービス活用にかかわる保健師の支援プロセスと影響要因」，『日本地域看護学会誌』**16**（3），22-31.

蘭信三（2000），「パーリアとしての中国帰国者」，蘭信三編『「中国帰国者」の生活世界』，行路社，1-15.

飯田奈美子（2010），「中国帰国者の支援制度からみるコミュニティ通訳の現状と課題——通訳者の役割考察——」，『立命館人間科学研究』**21**，75-88.

飯田奈美子（2011），「在住外国人および医療観光目的の訪日外国人に対する医療通訳の現状と課題」，『立命館人間科学研究』**23**，47-57.

池田光穂（2012），「コンフリクトと移民　新しい研究の射程」，『コンフリクトと移民　新しい研究の射程』序論，大阪大学出版会，3-30.

石井宏明（2010），「難民支援　日本の現場を中心に」，特定非営利活動法人難民支援協会編『外国人をめぐる生活と医療　難民たちが地球で健康に暮らすために』，現代人文社，9-17.

市瀬裕一（2006），「聖母病院」，『治療』**88**（9），2369-2372.

井出孫六（1986），『終わりなき旅　「中国残留孤児」の歴史と現在』，岩波書店.

伊藤暁子（2012），「医療の国際化——外国人患者の受入れをめぐって——」，国立国会図書館総合調査報告書『技術と文化による日本の再生』，101-117.

伊藤美保，中村安秀，小林敦子（2004），「在日外国人の母子保健における通訳の役割」，『小児保健研究』**63**（2），249-255.

伊藤美保，飯田奈美子，南谷かおり他（2012），「外国人医療における医療通訳者の現状と課題——医療通訳者に対する質問紙調査より——」，『国際保健医療』**27**（4），387-394.

稲沢正士（2007），「外国人患者の医療と通訳　レベル1から始まる医療通訳」，『看護』**59**（10），50-53.

井上千尋，松井三明，李節子他（2006），「日本語によるコミュニケーションが困難な外国人妊産婦の問題点と支援に関する研究——一医療機関における12年間の分娩事例

の分析より ─ 」,『国際保健医療』21(1),25-32.

岩村正彦(2007),「外国人労働者と公的医療・公的年金」,『季刊・社会保障研究』43(2),107-118.

宇沢弘文(2000),『社会的共通資本』,岩波新書,168-181.

臼井由行,中村信,形山優子他(2009),「岡山医療センターにおける医療通訳システムの構築の試み」,『IRYO』63(5),322-326.

内田恵一(2015),「医療通訳の現状 大学病院」,村松紀子・連利博・阿部裕編著『実践医療通訳』,松柏社,3-15.

生方宗司,大島明,藤本伊三郎(1984),「在日韓国・朝鮮人死亡と日本人死亡との比較研究(第1報)主要死因死亡についての観察」,『日本公衆衛生雑誌』31(2),60-70.

生方宗司,大島明,藤本伊三郎(1984),「在日韓国・朝鮮人死亡と日本人死亡との比較研究(第2報)がん死亡についての観察」,『日本公衆衛生雑誌』31(2),71-77.

江藤宗彦(2011),「成長する中国の医療市場と医療改革の現状」,『研究レポート』,富士通総研(FRI)経済研究所.

江畑敬介(1993),「移住のインパクトと病態変遷 ─ 中国帰国者の場合 ─ 」,『臨床精神医学』22,167-172.

江畑敬介,曽文星(1996),「中国帰国者の適応過程に関するプロスペクティブ・スタディ(第6報)─ 3年間の文化受容過程 ─ 」,『日本社会精神医学会雑誌』5(1),48-62.

遠藤弘良(2014),「国際医療交流(外国人患者の受入れ)に関する研究」,厚生労働科学研究費補助地域医療基盤開発推進研究事業『平成25年度研究報告書』.

王欣,木下久美子,江川緑(2012),「中国帰国者向け介護における文化的配慮について ─ 中国社会での介護観の実態とその変遷に関する考察から ─ 」,『老年社会科学』34(2),216.

大谷晋也,埋橋淑子,内藤(都築)裕美他(2006),「『医療通訳』の現状と課題 ─ 医療サポート団体の調査から ─ 」,『大阪大学留学生センター研究論集 多文化社会と留学生交流』10,65-72.

岡田佳詠,李節子(1995),「在日外国人精神保健研究の動向 ─ 対応・援助に関する内容の検討を中心に ─ 」,『精保看会誌』4(1),72-80.

小笠原理恵(2015),「中国帰国者の保健医療福祉と医療通訳」,李節子編『医療通訳と保健医療福祉 ─ すべての人の安全と安心のために ─ 』,杏林書院,143-146.

小川久貴子,李節子,峰岸まや子他(1999),「在日外国人母子保健研究の分析 ─ 1986年から1996年の文献調査結果から ─ 」,『小児保健研究』58(1),71-87.

小栗実（2006），「ある『中国残留孤児』の半生の記録」，『鹿児島大学法学論集』41（1），67-105.

小栗実（2008），「『中国残留日本人孤児』国家賠償請求・鹿児島訴訟の記録（1）」，『鹿児島大学法学論集』42（1・2合併号），121-165.

小栗実（2008），「『中国残留日本人孤児』国家賠償請求・鹿児島訴訟の記録（2）」，『鹿児島大学法学論集』43（1），119-167.

小栗実（2009），「『中国残留日本人孤児』国家賠償請求・鹿児島訴訟の記録（3）」，『鹿児島大学法学論集』43（2），125-187.

小栗実（2010），「『中国残留日本人孤児』国家賠償請求・鹿児島訴訟の記録（4）」，『鹿児島大学法学論集』44（2），131-168.

小栗実（2011），「『中国残留日本人孤児』国家賠償請求・鹿児島訴訟の記録（5・完）」，『鹿児島大学法学論集』45（2），157-185.

小田美智子（2000），「中国帰国者の異文化適応――中高年の日本語教育を中心に――」，蘭信三編『「中国帰国者」の生活世界』，行路社，87-113.

小畑清剛（2010），『「一人前」でない者の人権　日本国憲法とマイノリティの哲学』，法律文化社.

鍛冶致（2002），「参与・行動・観察：中国帰国者のフィールドワークから」，『教育・社会・文化：研究紀要』8，25-37.

加藤仁（2007），「未来をひらく介護 NPO13　中国帰国者と日本人高齢者のための介護の拠りどころをつくる」，『おはよう21　1月号』，中央法規，56-59.

兼子和彦，田戸静（1994），「外国人の妊産婦をめぐる諸問題」，『産婦人科治療』68（5），792-796.

上林千恵子（2012），「外国人労働者の権利と労働問題 労働者受け入れとしての技能実習制度」，宮島喬・吉村真子編著『移民・マイノリティと変容する世界』，法政大学出版局，17-46.

川内規会（2011），「日本の医療通訳の課題」，『青森保健大雑誌』12，33-40.

Kawachi Ichiro（2016），「アンチ・エイジング医学 巻頭言インタビュー」，『日本抗加齢医学会雑誌』12（3），292-300.

岸本美也子（2012），「外国人糖尿病患者への対応――診療のポイントと具体策」，『プラクティス』29（5），548-555.

京極正典（2009），「小児科外来で出会う外国人の診療の現状と課題」，『外来小児科』12（3），358-362.

金永子（2005），「在日朝鮮人高齢者のための社会福祉サービスの現状」，NPO法人神戸定住外国人支援センター（KFC）編『在日マイノリティスタディーズⅢ　在日マイノリティ高齢者の生活権』，新幹社，92-100.

金宣吉（2003），「発刊にあたって」，KOBE外国人支援ネットワーク編『在日外国人の医療事情』，神戸定住外国人支援センター，3-4.

くすりのしおりコンコーダンス委員会（2015），「調剤薬局での外国人患者への対応に関するアンケート」，『RAD-AR NEWS』25（4），8-11.

熊原秀晃，西田順一，森村和浩他（2014），「中国帰国者における体力および生活の質　帰国者支援・交流センター通所者の現状」，『厚生の指標』61（5），31-38.

車谷典男，伊木雅之，平田邦明（1985），「在日韓国・朝鮮人――集住地区の社会疫学的実態調査」，『公衆衛生』49（5），340-345.

桑山紀彦，十束支朗，五十嵐善雄（1995），「山形県における外国人花嫁と精神医療について」，病院・地域精神医学36（2），151-154.

胡秀英，石垣和子，山本則子（2007），「帰国10年以上の中国帰国者1世およびその中国人配偶者の精神的健康とその関連要因」，『日本公衛誌』7，454-464.

河本尚枝（2003），「無保険外国人への母子保健法適用の問題点――京都市における未熟児養育医療申請の事例から――」，『経済学論集（民際学特集）』42（5），105-119.

国京則幸（2000），「『無保険者』と医療へのアクセス保障――『定住』外国人への医療保険適用――」，『静岡大学法政研究』5（1），249-286.

小林米幸（2002），『外国人患者診療・看護ガイドHow to accept Foreign Patients』，エルゼビア・サイエンス株式会社ミクス.

小林米幸（2005），「外国人診療のポイントと留意点（アジア）」，『小児科臨床』58（増），1167-1173.

駒井洋（1999），『日本の外国人移民』，明石書店.

小山千蔭（2002），「外国人の社会権」，駒井洋監修・近藤敦編著『外国人の法的地位と人権擁護』，明石書店，74-116.

近藤克則（2010），「健康の社会的決定要因（1）『健康の社会的決定要因』と健康格差を巡る動向」，『日本公衆衛生雑誌』57（4），316-319.

坂本龍彦（2000），「中国帰国者は二度棄てられる――国民年金は月額2万円」，『金曜日』8（35）.

佐藤郁弥（2002），『フィールドワークの技法』，新曜社.

佐藤秀貴，横田裕行，久志本成樹ほか（2008），「社会的弱者の外国人医療に於ける経済

的問題点」，『日本臨床救急医学会雑誌』**11**（2），123.

沢田貴志，奥村順子，若井普（2001），「外国人医療の問題点」，『綜合臨床』**50**（10），2781-2784.

沢田貴志（2008）「外国人医療の向上のための神奈川県での取組みの例」，『日本アルコール関連問題学会雑誌』**10**，37-39.

沢田貴志（2010），「『外国人労働者』とは誰か？」，『公衆衛生』**74**（7），599-602.

沢田貴志（2013），「在日外国人の保健医療が目指すもの――人権の視点から」，『小児科診療』**76**（6），920-924.

沢田貴志（2016），「医療通訳はだれのため？」，電子マガジン『SYNODOS』（2016年8月4日掲載記事），http://synodos.jp/（アクセス日2016年9月1日）.

志水宏吉（2012），「往還する人びとの教育戦略」，池田光穂編著『コンフリクトと移民――新しい研究の射程』，大阪大学出版会，第7章.

鐘家新（2009），「『中国残留孤児』の帰国と祖国日本での老後」，『アジア文化研究』**16**，41-57.

白井こころ，磯博康，近藤克則（2010），「認知症」，『日本公衆衛生雑誌』**57**（11），1015-1022.

杉浦絹子（2008），「育児中の在日ブラジル人女性の日本の母子保健医療に対する認識とその背景――日本の母子保健医療の課題に関する考察――：第1報」，『母性衛生』**49**（2），236-244.

杉浦絹子（2009），「育児中の在日ブラジル人女性の日本の母子保健医療に対する認識とその背景――日本の母子保健医療の課題に関する考察――：第3報」，『母性衛生』**50**（2），267-274.

宋桂子（1981），「在日韓国・朝鮮人の肝がん・肝硬変の疫学」，『大阪大学医学雑誌』**32**（5-8），357-373.

高橋謙造，重田政信，中村安秀他（2010），「臨床医から見た在日外国人に対する保健医療ニーズ――群馬県医師会小児科医会における調査報告――」，『国際保健医療』**25**（3），181-191.

高山義浩（2009），「外国人医療の現場から――グローバルの被害者たちへ――」，『日本保健医療行動科学年報』**24**，29-36.

武井秀夫（2005），「医療行為論」，森本兼曩監修『現代医学と社会――〈医学概論〉講義――』，朝倉書店，171-196.

竹迫和美（2016），「医療現場の国際化へ向けて――"言語アクセス管理者Language Access

Administrator（LAA）"の必要性」，『医学のあゆみ』**257**(12)，1273-1276.

竹中理香（2015），「戦後日本における外国人政策と在日コリアンの社会運動」，『川崎医療福祉学会誌』，**24**(2)，129-145.

田中郁子，柳澤理子（2013），「外国人医療通訳者の体験した困難とその対処」，『国際保健医療』**28**(4)，305-316.

田中剛，近藤克則（2010），「自殺における社会経済的要因とその対策」，『公衆衛生』**74**(1)，78-85.

田中宏（1995），『在日外国人 新版――法の壁，心の溝――』，岩波新書.

チェー・カール（2005），「欧米系外国人小児診療のポイントと留意点」，『小児科臨床』**58**（増），1181-1186.

チェー・カール（2009），「欧米系の外国人診療の現場から」，『外来小児科』**12**(3)，323-328.

張嵐（2007a），「中国残留孤児の永住帰国に対する自己評価を巡る社会学的考察」，『千葉大学人文社会科学研究』**15**，88-107.

張嵐（2007b），「中国残留孤児の帰国動機――語られ方をめぐって――」，『日本オーラル・ヒストリー研究』**3**，99-124.

張嵐（2009），「中国残留孤児二世のアイデンティティ――ライフストーリー研究から――」，『日本オーラル・ヒストリー研究』**5**，133-152.

張嵐（2011），『中国残留孤児の社会学』，青弓社.

陳天璽（2013），「日本における無国籍者の類型」，『移民政策研究』**5**，4-21.

辻村真由子，石垣和子，胡秀英（2014），「中国帰国者1世・2世とその中国人配偶者に必要な看護支援の検討　A県在住者を対象とした健康状態と医療・看護・介護ニーズの実態調査から」，『文化看護学会誌』**6**(1)，12-23.

筒井秀代，田中剛，近藤克則（2009），「糖尿病有病率と社会経済的地位（SES）との関係」，『公衆衛生』**73**(7)，546-550.

堤健造（2008），「外国人と社会保障」，国立国会図書館総合調査『人口減少社会の外国人問題』，109-124.

坪井宏仁，近藤克則，金子宏他（2011），「冠動脈疾患と社会経済的要因――メカニズムと予防の視点から――」，『行動医学研究』**17**(1)，1-7.

鶴田光子（2006），「医療通訳派遣システムについて」，『治療』**88**(9)，2258-2261.

杜国慶（2014），「日本における帰化人口分布の時空間変化に関する考察」，『立教大学観光学部紀要』**16**，74-88.

友部愛（2009），「医療通訳（精神・神経科）に関する覚書」，『杏林大学研究報告教養部門』**26**，75-87.

中川恵子（2012），「地域における外国人医療の現在と今後の展望──医療機関を対象とした調査から──」，『石川看護雑誌』**9**，23-32.

中田知廣，藤澤望美，山田貴子他（2011），「兵庫県の医療機関における外国語意識調査を通じた外国人医療の課題」，『国際保健医療』**26**(4)，331-340.

中野貴司，田畑しおり，神谷齊他（1998），「国際化と外来医療」，『小児科臨床』**51**(増)，1410-1416.

中萩エルザ（2005），「ブラジル人診療のポイントと留意点」，『小児科臨床』**58**(増)，1174-1180.

中萩エルザ（2009），「外国人の小児科外来──ブラジル人の事例より──」，『外来小児科』**12**(3)，329-336.

中萩エルザ（2013），「南米系の小児の診療」，『小児科診療』**76**(6)，965-970.

中村一仁（2005），「薬局において薬剤師ができる外国人への医療安全に関する貢献──外国人における初回モニタリングと疑義照会からの考察」，『薬事』**47**(11)，1897-1902.

中村安秀（2013a），「医療通訳士の必要性と重要性──外国人に対する保健医療の現状と課題──」中村安秀・南谷かおり編『医療通訳士という仕事──ことばと文化の壁をこえて──』，大阪大学出版会，3-19.

中村安秀（2013b），「国境を越える小児科保健医療──文化とことばの壁を越えて」，『小児科診療』**6**(11)，889-894.

中村安秀（2015），「医療通訳概論」，李節子編著『医療通訳と保健医療福祉──すべての人への安全と安心のために──』，杏林書院，1-17.

永田文子，濱井妙子，菅田勝也（2010），「在日ブラジル人が医療サービスを利用する時のにわか通訳者に関する課題」，『国際保健医療』**25**(3)，161-169.

永渕正昭，紀朝栄，笹生俊一他（1990），「中国残留孤児の失語症」，『失語症研究』**10**(3)，183-190.

西村弥和，杉村龍也，今川智香子他（2011），「豊田厚生病院における外国人の医療費問題の実際」，『第60回日本農村医学会総会抄録集』，310.

丹羽雅雄（2015），「外国人・民族的少数者の人権法と医療通訳」，李節子編著『医療通訳と保健医療福祉──すべての人への安全と安心のために──』，杏林書院，9-22.

橋本秀実，伊藤薫，山路由実子他（2011），「在日外国人女性の日本での妊娠・出産・育

児の困難とそれを乗り越える方略」、『国際保健医療』26（4），281-293.

早川寛（2003），「応分に担い応分に支え合う――外国人医療を考える――」，KOBE 外国人支援ネットワーク編『在日外国人の医療事情』，神戸定住外国人支援センター，58-71.

林ゆかり，池上重弘（1998），「浜松市における外国人無料検診会の意義――ブラジル人受診者へのアンケート結果をもとに――」，『静岡県立大学短期大学部研究紀要』12（1），123-138.

春田有二，塩津多恵子，伊藤美樹他（1989），「中国帰国者への援護をめぐって――精神医学的な問題の治療と予防のための地域ネットワーク」，『病院・地域精神医学』98，116-123.

日野原重明（2005），「中国帰国者の利用者と家族への支援を考える」，『COMMUNITY CARE』7（1），日本看護協会出版会，66-69.

藤井裕士，楠瀬浩一，山中誠（2013），「労働災害により入院加療を行った外国人労働者に関する調査」，『日本職業・災害医学会会誌』61（6），400-403.

藤沼敏子（2001），「人の国際移動と福祉問題――中国帰国者と日系ブラジル人の生活実態調査から――」，『社会福祉学評論』1，61-75.

文鐘聲（2009），「在日コリアン高齢者の認知症と言語に関する検討」，『太成学院大学紀要』11，119-126.

細井陽子（2007），「看護部と専任通訳職員との連携――他施設とのネットワークづくりも必要」，『看護』59（10），54-57.

益田充（2015），「医師からみた医療通訳養成の必要性」，李節子編著『医療通訳と保健医療福祉――すべての人への安全と安心のために――』，杏林書院，122-129.

松尾博哉（2004），「在日外国人母子保健医療の現状と課題――神戸市内産科医療従事者へのアンケート調査から――」，『周産期医学』34（2），261-264.

マルティネス真喜子，松尾隆司，川井八重他（2007），「滋賀県在住の南米出身外国籍住民の医療保険と医療対処行動」，『滋賀医科大学看護学ジャーナル』6（1），54-58.

三浦有史（2009），「中国の医療格差と医療制度改革――経済成長の持続性を問う――」，『環太平洋ビジネス情報』9（33），6-43.

南誠（梁雪江）（2009），「『中国帰国者』をめぐる包摂と排除――国籍と戸籍に注目して――」，『移民とともに変わる地域と国家』，国立民族学博物館調査報告83，121-137.

南谷かおり（2012），「外国人診療における医療通訳の重要性について」，『日本渡航医学会誌』6（1），52-55.

南谷かおり（2013），「病院における医療通訳の役割」，中村安秀，南谷かおり編著『医療通訳士という仕事――ことばと文化の壁を越えて――』，大阪大学出版会，61-68.

南谷かおり（2015），「医療通訳の医療機関での役割」，李節子編著『医療通訳と保健医療福祉――すべての人への安全と安心のために――』，杏林書院，91-96.

宮坂道夫（2005），『医療倫理学の方法　原則・手順・ナラティヴ』，医学書院.

宮武正明（2011），「中国等残留孤児・婦人の帰国と生活支援」，『こども教育宝仙大学紀要』**2**，109-115.

村岡潔（2015），「医療文化の近代・前近代に関する一考察」，『佛教大学総合研究所紀要』（15），73-91.

村岡潔（2005），「医療倫理学：患者――医療者のよりよき関係を求めて」，森本兼曩監修『現代医学と社会――〈医学概論〉講義――』，朝倉書店，197-224.

村田千代栄（2010），「子どもの問題行動」，『日本公衆衛生雑誌』**57**(6)，486-490.

村田千代栄，近藤克則（2010），「うつと社会経済的要因」，『公衆衛生』**74**(3)，254-257.

村田千代栄，近藤克則（2011），「健康の社会的決定要因（10）医療アクセスと健康格差」，『日本公衆衛生雑誌』**58**(6)，463-467.

村松紀子（2006），「医療通訳の諸問題」，『治療』**88**(9)，2253-2257.

村松紀子（2011），「精神科医療現場での医療通訳について」，『日本社会精神医学会雑誌』**20**(4)，447-451.

村松紀子（2013），「コミュニティ活動における医療通訳士の役割」，中村安秀，南谷かおり編著『医療通訳士という仕事――ことばと文化の壁を越えて――』，大阪大学出版会，69-79.

村松紀子（2015），「コミュニティ通訳としての医療通訳のあり方」，李節子編著『医療通訳と保健医療福祉――すべての人への安全と安心のために――』，杏林書院，139-142.

元百合子（2010），「マイノリティの権利に関する国際人権基準の進展と課題」，『立命館法学』**333/334**，2987-3008.

百瀬義人，江崎廣次（1995），「福岡市における在日外国人の医療問題の特徴」，『民族衛生』**61**(6)，336-347.

森恭子（2010），「在日難民支援に向けて　医療，保健，福祉専門職の連携の必要性」，特定非営利活動法人難民支援協会編，『外国人をめぐる生活と医療　難民たちが地球で健康に暮らすために』，現代人文社，2-4.

山内一宏（2008），「多文化共生社会の構築を目指して――外国人労働者受入問題――」，

『立法と調査』275．137-143.

山田陽子（2006），「中国帰国者の日本語習得と雇用——国家賠償請求訴訟における帰国者の陳述および身元引受人の語りから——」，『名古屋市立大学大学院人間文化研究科人間文化研究』5．83-100.

山田陽子（2007），「『中国帰国者』と身元引受人制度——中国残留孤児の日本への帰国をめぐって——」，『名古屋市立大学大学院人間文化研究科人間文化研究』8．99-111.

山村淳平（2001），「超過滞在者を含む外国人の結核検診」，『結核』76（1）．19-27.

山村淳平，沢田貴志（2002），「超過滞在外国人における結核症例の検討」，『結核』77（10）．671-677.

山村淳平，沢田貴志（2002），「超過滞在外国人のHIV感染者の実態と問題点」，『日本エイズ学会誌』4．53-61.

山本厚太（2006），「神戸海星病院における外国人医療——プライマリ・ケア医に望まれる知識——」，『治療』88（9），2373-2378.

横山雅子（2005），「あとがき」，NPO法人神戸定住外国人支援センター（KFC）編『在日マイノリティスタディーズⅢ　在日マイノリティ高齢者の生活権』，新幹社，137-138.

吉井清子（2010a），「メタボリックシンドロームと社会経済的地位」，『日本公衆衛生雑誌』57（9），848-852.

吉井清子（2010b），「がんと社会経済的地位」，『日本公衆衛生雑誌』57（10），936-940.

吉岡増雄（1995），『在日外国人と社会保障』，社会評論社.

李錦純（2012），「在日外国人の高齢者保健福祉の現状と課題——在日コリアンに着目して——」，『近大姫路大学看護学部紀要』5．1-9.

李錦純，李節子，中村安秀（2012），「在日コリアン人口高齢化と死亡の動向——死亡・死因統計に関する日本人との比較分析——」，『厚生の指標』59（2），27-32.

李節子（2010），「日本における母子保健——グローバル化の現状と課題——」，『母性衛生』51（1），47-53.

李節子（2015），「在日外国人の保健医療福祉と医療通訳」，李節子編著『医療通訳と保健医療福祉——すべての人への安全と安心のために——』，杏林書院，39-51.

ルルデス・エレーラ（2013），「外国人患者から見た医療通訳士の役割」，中村安秀・南谷かおり編『医療通訳士という仕事——ことばと文化の壁をこえて——』，大阪大学出版会，89-97.

レシャード・カレッド，前里和夫（2008），「在日外国人の保健医療——問題と対策」，『国

際保健医療』**23**(1), 15-17.

ワキモト隆子, 地崎真寿美, 内田恵一 (2013), 「医療通訳士からみた外国人診療のありかた――通訳士の役割」, 『小児科診療』**6**, 971-975.

渡邊洋子 (2013), 「外国人小児が利用できる母子保健サービス」, 『小児科診療』**6**, 931-936.

日本語報告書等（五十音順）

遠藤弘良 (2011), 「国際医療交流（外国人患者の受入れ）への対応に関する研究」, 厚生労働科学特別研究事業総括研究報告書.

遠藤弘良 (2013), 「外国人患者受入れに関する医療機関の整備に関する研究」, 地域医療基盤開発推進研究事業総括研究報告書.

遠藤弘良 (2014, 2015), 「国際医療交流（外国人患者の受入れ）に関する研究」, 地域医療基盤開発推進研究事業総括研究報告書.

外務省ホームページ, 「海外在留邦人数調査統計」:

http://www.mofa.go.jp/mofaj/toko/page22_000043.html.

近畿中国帰国者支援・交流センター, 「ボランティア研修会兵庫」配布資料, 2015 年 2 月 4 日.

厚生労働省, 「平成 14 年度　人口動態統計特殊報告『日本における人口動態――外国人を含む人口動態統計――』の概況」.

厚生労働省, 「平成 19 年度　人口動態統計特殊報告『日本における人口動態――外国人を含む人口動態統計――』の概況」.

厚生労働省, 「平成 26 年度　人口動態統計特殊報告『日本における人口動態――外国人を含む人口動態統計――』の概況」.

厚生労働省社会・援護局 (2002), 「中国帰国者生活実態調査の結果」報告書.

厚生労働省社会・援護局 (2003), 「中国生活実態調査の結果」報告書.

厚生労働省社会・援護局 (2009), 「平成 21 年度中国在留邦人等実態調査結果」報告書.

厚生労働省社会・援護局 (2015), 「平成 27 年度中国在留邦人等実態調査結果」報告書.

厚生労働省社会・援護局, 「社会・援護局関係主管課長会議資料」, 2013 年 3 月 11 日.

厚生労働省社会・援護局, 「平成 25 年度中国在留邦人等支援に係る全国担当者会議資料」, 2013 年 5 月 20 日, 21 日.

厚生労働省社会・援護局, 「平成 26 年度中国在留邦人等支援に係る全国担当者会議資

料」，2014 年 5 月 22 日，23 日．

厚生労働省社会・援護局，「社会・援護局関係主管課長会議資料」，2014 年 3 月 3 日．

国土交通省観光庁（2016），「訪日外国人の消費動向平成 27 年次方向書」．

総務省（2006），「多文化共生の推進に関する研究会報告書〜地域における多文化共生の
　　推進に向けて〜」．

総務省統計局（2016），「平成 27 年国勢調査人口速報集計結果」．

中国帰国者定着促進センター（2003），「定着状況調査集計結果」：
　　http://www.sien-center.or.jp/fund/fixing/（参照 2015 年 10 月 2 日）

中国帰国者支援・交流センター，「中国帰国者の年度別帰国状況（昭 47.9.29 日中国交正
　　常化後）」：
　　http://www.sien-center.or.jp/about/ministry/reference_02.html

中国帰国者支援・交流センター，「二つの国の間で──中国残留邦人聞き書き集──」（第
　　1 集〜第 5 集）：.
　　http://www.sien-center.or.jp/news/kikikiki02.html

内閣府（2010），「『高齢者の日常生活に関する意識調査』結果［要約］」報告書

日系定住外交人施策推進会議（2014），「日系定住外国人施策の推進について」．

日本医療政策機構（2008），「日本の医療に関する 2008 年世論調査」：
　　http://www.hgpi.org/report.html.

日本医療政策機構（2013），「日本の医療に関する 2013 年世論調査」：
　　http://www.hgpi.org/report.html.

日本学術会議基礎医学委員会・健康・生活科学委員会合同パブリックヘルス科学分科会
　　（2011），提言書「わが国の健康の社会格差の現状理解とその改善に向けて」．

日本政府観光局（JNTO），「国籍別／目的別訪日外客数（確定値）」．

野村総合研究所（2016），「平成 27 年度医療機器・サービス国際化推進事業（国内医療
　　機関による外国人患者受入の推進に関する調査）報告書」．

法務省入国管理局ホームページ，「在留外国人統計」：
　　http://www.moj.go.jp/housei/toukei/toukei_ichiran_touroku.html

法務省入国管理局ホームページ，「出入国管理統計」：
　　http://www.moj.go.jp/housei/toukei/toukei_ichiran_nyukan.html.

法務省入国管理局ホームページ，「本邦における不法在留者数について」報道発表資料：
　　http://www.moj.go.jp/nyuukokukanri/kouhou/nyuukokukanri01_00013.html

法務省入国管理局ホームページ，「帰化許可申請者数の推移」：

http://www.moj.go.jp/nyuukokukanri/kouhou/nyuukokukanri01_00013.html

法務省入国管理局ホームページ，「平成 27 年における難民認定者数等について」：
http://www.moj.go.jp/nyuukokukanri/kouhou/nyuukokukanri01_00013.html

三菱 UFJ リサーチ＆コンサルティング（2012），MURC 政策研究レポート「わが国にお
ける外国人医療の現状について〜『外国人者の受入に関するアンケート調査より』
〜」．

文部科学省（2015），「『日本語指導が必要な児童生徒の受入状況等に関する調査（平成
26 年度)』の結果について」．

英語論文・書籍（A-Z 順）

Bach, P. B., Cramer, L. D., Warren, J. L., & Begg, C. B.（1999）. Racial difference in
the treatment of early-stage lung cancer. *New England Journal of Medicine,
341*, 1198-1205.

Ball, J. D., & Elixhauser, A.（1996）. Treatment differences between blacks and
whites with colorectal cancer. *Medical Care, 34*, 9709-984.

Betancourt, J. R., Green, A. R., Carrillo, J. E., & Firempong, O. M.（2003）. Defining
Cultural Competence: A practical Framework for Addressing Racial/Ethnic
Disparities in Health and Health Care. *Public Health Reports, 118*, 293-302.

Bischoff, A., & Denhaerynck, K.（2010）. What do language barriers cost? An
exploratory study among asylum seekers in Switzerland. *British Medical Journal
Health Service Research, 10*(248), doi: 10.1186/1472-6963-10-248.

Butow, P. N. *et al.*（2010）. A bridge between cultures: interpreters' perspectives of
consultations with migrant oncology patients. *Support Care Cancer*（*20*）, 235-
244. doi: 10.1007/s00520-010-1046-z.

Carlisle, D. M., Leake, B. D., & Shapiro, M. F.（1995）. Racial and ethnic differences
in the use of invasive cardiac procedures among cardiac patients in Los
Angeles County. *American Journal of Public Health, 85*, 352-356.

Chin, M. H., Zhang, J. X., & Merrell, K.（1998）. Diabetes in the African-American
Medicare population: Morbidity, quality of care, and resource utilization. *Diabetes
Care, 21*(7), 1090-1095.

Cleenland, C. S., Gonin, R., Baez, L., Loehrer, P., & Pandya, K. J.（1997）. Pain and treatment of pain in minority patients with cancer: The Eastern Cooperative Oncology Group Minority Outpatient Pain Study. *Annals of Internal Medicine, 127*(9), 813-816.

Drake, M. V., & Lowenstein, D. H. (1998). The role of diversity in the health care needs of California. *West Journal of Medicine, 168*, 348-354.

Escarce, J. J., Epstein, K. R., Colby, D. C., & Schwartz, J. S. (1993). Racial differences in the elderly's use of medical procedures and diagnostic tests. *American Journal of Public Health, 83*(7): 948-954.

Fagan, M. J., Diaz, J. A., Reinert, S. E., Sciamanna, C. N., & Fagan, D. M. (2002). Impact of interpretation method on clinic visit length. *Journal of General Internal Medicine, 18*, 634-638.

Flores, G. (2005). The impact of medical interpreter services on the quality of health care: a systematic review. *Medical Care Research & Review. 62*(3): 255-99.

Flores, G. M. L. *et al.*, (2003). Errors in medical interpretation and their potential clinical consequences in pediatric encounters. *Pediatrics, 111*(1), 6-14.

Flores, G., Abreu, M., Barone, C. P., Bachur, R., & Lin, H. (2012). Errors of medical interpretation and their potential clinical consequences: a comparison of professional versus ad hoc versus no interpreters. *Annals of Emergency Medicine, 60*(5), 545-553.

Ford, E., Cooper, R., Castaner, A., Simmons, B., & Mar, M. (1989). Coronary arteriography and coronary bypass among whites and other racial groups relative to hospital-based incidence rates for coronary artery disease: findings from NHDS. *American Journal of Public Health, 79*(4): 437-440.

Furth, S. L. *et al.* (2000). Racial differences in access to the kidney transplant waiting list for children and adolescents with end-stage renal disease. *Pediatrics, 106*(4), 756-761.

Garg, P. P., Diener-West, M., & Powe, N. E. (2001). Reducing racial disparities in transplant activation: Whom should we target?. *American Journal of Kidney Diseases, 37*(5), 921-931.

Gayet-Ageron, A., Agoritsas,T., Schiesan, L., Kolly, V., &Pemeger, T. V. (2011). Barriers to participation in a patient satisfaction survey: who are we missing?.

PloS One, 6(10), doi: 10.137/journal.pone.0026852.

Ginde, A. A., Clark, S., & Camargo, C. A. (2008). Language barriers among patients in Boston emergency departments: use of medical interpreters after passage of interpreter legislation. Journal of Immigrant Minority Health, *11*, 527-530. doi: 10.1007/s10903-008-9188-5.

Gornick, M. E *et al.* (1996). Effects of race and income on mortality and use of services among Medicare beneficiaries. *New England Journal of Medicine, 335* (11), 791-799.

Green, A. R. *et al.* (2005). Interpreter services, language concordance, and health care quality: experiences of Asian Americans with limited English proficiency. *Journal of General Internal Medicine, 20*, 1050-1056, doi: 10.1111/j.1525-1497.2005.0223.x.

Gregory, P. M., Rhoads, G. C., Wilson, A. C., O'Dowd K. J., & Kostis, J. B. (1999). Impact of availability of hospital-based invasive cardiac services on racial differences in the use of these services. *American Heart Journal, 138*, 507-517.

Hacker, K. *et al.* (2012). Exploring the impact of language services on utilization and clinical outcomes for diabetics. *PloS One, 7*(6), doi: 10.137/journal. pone.0038507.

Henderson, S., Kendall, E., & Laurenne, S. (2011). The effectiveness of culturally appropriate interventions to manage or prevent chronic disease in culturally and linguistically diverse communities: a systematic literature review. *Health and Social Care in the Community, 19*(3), 225-249.

Hudelsaon, P, & Vilpert, S. (2009). Overcoming language barriers with foreign-language speaking patients: a survey to investigate intra-hospital variation in attitudes and practices. *British Medical Journal Health Service Research, 9*(187), doi: 10.1186/1472-6963-9-187.

Ishikawa, M. *et al.* (2003). Problems associated with providing medical service to foreigners: unpaid medical bills at tertiary emergency medical institution in Tokyo. *Journal of Tokyo Women Medical University, 73*(12), 526-530.

Jackson, J. C., Nguyen, D., Hu, N. Harris, R., & Terasaki, G. S. (2009). Alternations in medical interpretation during routine primary care. *Journal of General Internal Medicine, 26*(3), 259-264. doi: 10.1007/s11606-010-1515-2.

Jacobs, E. A.（2008）. A better measure of patients' need for interpreter services. *Journal of General Internal Medicine, 23*(10), 1724-1725. doi: 10.1007/s11606-008-0759-x.

Jacobs, E. A. *et al.*（2001）. Impact of Interpreter services on delivery of health care to limited-English-proficient patients. *Journal of General Internal Medicine, 16*, 468-474.

Jacobs, E. A., Sadowski, L. S., & Rathouz, P. J.（2007）. The impact of and enhanced interpreter service intervention on hospital costs and patient satisfaction. *Journal of General Internal Medicine, 22*(suppl 2), 306-311. doi: 10.1007/s11606-007-0357-3.

Jayaweera, H.（2014）. Health of migrants in the UK: What do we know?. *Migrant Observatory Briefing, COMPAS, University of Oxford.*

Jimenez, N., Moreno, G., Leng, M., Buchwald, D., & Morales, L. S.（2012）. Patient-reported quality of pain treatment and use of interpreters in Spanish-speaking patients hospitalized for Obstetric and Gynecological care. *Journal of General Internal Medicine, 27*(12), 1602-1608. doi: 10.1007/s11606-012-2154-x.

Kai, J., Beavan, J., & Faull, C.（2011）. Challenges of mediated communication, disclosure and patient autonomy in cross-cultural cancer care. *British Journal of Cancer, 105*, 918-924.

Kale, E., & Syed, H. R.（2010）. Language barriers and the use of interpreters in the public health services: a questionnaire-based survey. *Patient Education and Counseling, 81*, 187-191.

Karliner, L. S., Jacobs,E. A., Chen, A. H., & Mutha, S.（2006）. Do professional interpreters improve clinical care for patients with limited English proficiency?: a systematic review of literature. *Health Services Research 42*(2), 727-754. doi: 10.1111/j. 1475-6773. 2006. 00629. x.

Kawachi, I., Subramanian, S.V., & Kim, D.（2008）, Social Capital and Health. Springer Science+Business Media, LLC.（=2008, 藤澤由和・高尾総司・濱野強訳『ソーシャル・キャピタルと健康』, 日本評論社）

Kleinman, A.（1988）. *The Illness Narratives: Suffering, Healing and the Human Condition.* Basic Books. New York（=1996, 江口重幸・五木田紳・上野豪志訳『病いの語り 慢性の病いをめぐる臨床人類学』, 誠信書房）.

Kormaric, N., Bedford, S., & Driel, M. L. (2012). Two sides of the coin: patient and provider perceptions of health care delivery to patients from culturally and linguistically diverse backgrounds. *British Medical Journal Health Services Research, 12*, 322, doi: 10.1186/1472-6963-12-322.

Leape, L.L., Hilborne, L.H., Bell, R., Kamberg, C, & Brook, R.H. (1999). Underuse of cardiac procedures: Do women, ethnic minorities, and the uninsured fail to receive needed revascularization?. *Annals of Internal Medicine, 130*, 183-192.

Lowe, R. A. *et al.* (2001). Effect of ethnicity on denial of authorization for emergency department care by managed care gatekeepers. *Academic Emergency Medicine, 8*(3), 259-266.

Mc Bean, A. M., & Gornick, M. D. (1994). Differences by race in the rates of procedures performed in hospitals for Medicare beneficiaries. *Health Care Financing Review, 15*(4), 77-90.

Moreno, G., & Morales, L. S. (2010). Hablamos Juntos (Together We Speak): interpreters, provider communication, and satisfaction with care. *Journal of General Internal Medicine, 25*(12), 1282-1288. doi: 10.1007/s11606-010-1467-x.

Moreno, M. R., Otero-Sabogal, R., & Newman, J. (2007). Assesing dual-role staff-interpreter linguistic competency in an integrated healthcare system. *Journal of General Internal Medicine, 22*(suppl 2), 331-335. doi: 10.1007/s11606-007-0344-8.

Murray, J. L. C. (2011). Why is Japanese life expectancy so high?. *The Lancet, 37*, 1124-1125.

Ngo-Metzger, Q., *et al.* (2003). Linguistic and cultural barriers to care: perspectives of Chinese and Vietnamese Immigrants. *Journal of General Internal Medicine, 18*, 44-52.

Ngo-Metzger, Q., *et al.* (2007). Providing high-quality care for limited English proficient patients: the importance of language concordance and interpreter use. *Journal of General Internal Medicine, 22*(suppl 2), 324-330.

Peterson, E. D. *et al.* (1997). Racial variation in the use of coronary-revascularization procedures: Are the differences real? Do they matter?. *New England Journal of Medicine, 336*, 480-486.

Pino, F. J. P., Soriano, E., & Higginbottom, G. MA. (2013). Sociocultural and linguistic boundaries influencing intercultural communication between nurses and Moroccan patients in southern Spain: a focused ethnography. *British Medical Journal Nurse,* **12**(14), doi: 10.1186-1472-6955-12-14.

Pinder, J. R., Ferguson, J., & Moller, H. (2016). Minority ethnicity patient satisfaction and experience: results of the National Cancer Patient Experience Survey in England. *British Medical Journal Open,* **6**(e011938), 1-8. doi: 10.1136/bmjopen-2016-011938.

Price, E. L., Perez-Stable, E. J., Nickleach, D., Lopez, M., & Karliner, L. S. (2011). Interpreter perspectives of in-person, telephonic, and videoconferencing medical interpretation in clinical encounters. *Patient Education and Counseling,* **87**, 226-232.

Ramirez, D., Engel, K. J., & Tang, T. S. (2008) Language interpreter utilization in the emergency department setting: a clinical review. *Journal of Health Care for the Poor and Underserved,* **19**, 352-362.

Salway, S. *et al.,* (2010). Fair society, healthy lives: a missed opportunity to address ethnic inequalities in health. British Medical Journal, 340. doi: http://dx.org/10.1136/bmj.c684.

Schenker, Y., Wang, F., Selig, S. J., Ng, R., & Fernandez, A. (2007). The impact of language barriers on documentation of informed consent at a hospital with on-site interpreter services. *Journal of General Internal Medicine,* **22**(suppl 2), 294-299.

Schenker, Y., Perez-Stable, E. J., Nickleach, D., & Karliner, L. S., (2011). Patterns of interpreter use for hospitalized patients with limited English proficiency. *Journal of General Internal Medicine,* **26**(7), 712-717. doi: 10.1007/s11606-010-1619-z.

Schenker,Y., Smith, A. K., Arnold, R. M., & Fernandez, A. (2012a). "Her husband doesn't speak much English": conduction a family meeting with an interpreter. *Journal of Palliative Medicine,* **15**(4), 494-498. doi: 10.1089/jpm.2011.0169.

Schenker, Y., Fernandez, A., Kerr, O'Riordan, D., & Pantilat, S. Z. (2012b). Interpretation for discussions about end-of-life issues: results from a national survey of health care interpreters. Journal of palliative medicine, **15**(9), 1019-1026. doi: 10.1089/jpm.2012.0032.

Smedley, B. D., Stith, A. Y., & Nelson, A. R. (2003). Unequal treatment: confronting racial and ethnic disparities in health care. *The National Academies Press*, DC.

Takesako, K., & Nakamura, Y. (2013). The Professionalization of Medical Interpreting in the United States –The perspective of early pioneers-. *Journal of International Health*, *28*(4), 279–286.

Taveras, E. M., & Flores, G. (2004). Why culture and language matter: the clinical consequences of providing culturally and linguistically appropriate services to children in the emergency department. *Clinical Pediatric Emergency Medicine*, *5*, 76–84.

Tayler, A. J., Meyer, G. S., Morse, R.W., & Pearson, C. E. (1997). Can characteristics of a health care system mitigate ethnic bias in access to cardiovascular procedures? Experience from the military health services system. *Journal of the American College of Cardiology*, *30*, 901–907.

Thamer, M. *et al.* (2001). U.S. nephrologists' attitudes towards renal transplantation: Results from a national survey. *Transplantation*, *71*(2), 281–288.

Thornton, J. D., Pham, K., Engelberg, R. A., Jackson, J. C., & Curtis, J. R. (2009). Families with limited English proficiency receives less information and support in interpreted ICU family conferences. *Critical Care Medicine*, *37*(1), 89–95. doi: 10.1097/ccm.0b013e3181926430.

Tocher, T. M., & Larson, E. B. (1999). Do physicians spend more time with non-English-speaking patients?. *Journal of General Internal Medicine*, *14*, 303–309.

Todd, K. H., Deaton, C., D'Adamo, A. P., & Goe, L. (2000). Ethnicity and analgesic practice. *Annals of Emergency Medicine*, *35*(1), 11–16.

Weech-Maldonado, R., Morales, L. S., Spritzer, K., Elliott, M., & Hays, R. D. (2001). Racial and ethnic differences in parents' assessments of pediatric in Medicaid managed care. *Health Services Research*, *36*(3), 575.595.

White, K., & Laws, M. B. (2008). Role exchange in medical interpretation. *Journal of Minority Health*, *11*, 482–493. doi: 10.1007/s10903-008-9202-y.

Wiener, L., Mocconnell, D. G., Latella, L., & Ludi, E. (2012). Cultural and religious considerations in pediatric palliative care. *Palliative Support Care*, *11*(1), 47–67. doi: 10.1017/s1478951511001027.

Zoratti, E. M. *et al.* (1998). Health service use by African-Americans and Caucasians with asthma in a managed care setting. *American Journal of Respiratory and*

Critical Care Medicine, 158, 371-377.

英語報告書等（A-Z 順）

AARP Research Center（2013）. *The Health and Healthcare of Asian American and Pacific Islanders Age 50+. Chinese American and Filipino Americans Study: Age 50-75 Chinses and Filipinos in Los Angeles, San Francisco and New York*. 27-33. An AARP Report.

NHS Health and Social Care Information Center.（2005）. *Health Survey for England 2004*: The Health of Minority Ethnic Groups.

Office of Minority Health, U.S. Department of Health & Human Services, "National Standards for Culturally and Linguistically Appropriate Services（CLAS）in Health and Health Care".

https://www.thinkculturalhealth.hhs.gov/clas/standards.

Office of Minority Health, U.S. Department of Health & Human Services, "National Standards for Culturally and Linguistically Appropriate Services in Health and Health Care: A Blueprint for Advancing and Sustaining CLAS policy and practice".

https://www.thinkculturalhealth.hhs.gov/clas/blueprint.

Office of Minority Health, U.S. Department of Health and Human Services;

http://minorityhealth.hhs.gov/.

The Marmot Review（2010）. *Fair Society, Healthy Lives*: The Marmot Review.

U.K. Department of Health and Social Security（1980）. *Inequalities of Health*.（Black Report）

U.K. Department of Health（1998）. "*Independent Inquiry into Inequalities in Health Report*".（Acheson Report）

U.K. Office for National Statistics. "*Harmonised Concepts and Questions for Social Data Sources, Primary Principles, Ethnic Group*".

U.S. Department of Health & Human Services（1985）. *Report of the Secretary's Task Force on Black & Minority Health*（Heckler Report）.

WHO Commission on Social Determinants of Health（2008）. *Closing the Gap in a Generation: Health Equity through Action on the Social Determinants of Health.*

Final Report. 94-106.

WHO (2011). CLOSING THE GAP: *Policy into practice on social determinants of health*, Discussion Paper, VII.

索　引

A-Z

Acheson Report　82
Ad hoc（にわか）通訳　86-88, 95, 130
Black Report　82
Centers for Disease Control and Prevention
　（CDC）　2
dual role interpreter　86
equality　4
equity　4
Heckler Report　2, 103, 221-223
International Medical Interpreters Association
　（IMIA）　214
Japan Association of Medical Interpreters
　（JAMI）　74, 215
JET プログラム　9
Limited English Proficiency（LEP）　81, 88
Limited Japanese Proficiency（LJP）　6
Margaret M. Heckler　1
Marmot Review　82
Medicare　80
MIC かながわ　71
NPO 法人多言語センター FACIL　72
NPO 法人多文化共生センターきょうと　71,
　212, 214
NPO 法人東海外国人生活サポートセンター
　150
Office of Minority Health（OMH）　2, 80
Public Health England（PHE）　82
QOL（Quality of Life: 生活の質）　206
SDGs（Sustainable Development Goals: 持続
　可能な開発目標）　223
Social Determinants of Health（SDH）　99
The National CLAS Standards　5, 81
Unequal treatment　79
WNA リスボン宣言　4

あ

アーサー・クラインマン　155
愛国主義教育　162, 169
あいち医療通訳システム推進協議会　72
アドボカシー　87, 215
新たな生活支援策　141, 143
安全保障関連法案　219
育成医療　61, 68
医療社会学　224
医療滞在　26
医療通訳　70-75, 84-90, 92-96, 116-122,
　128-131, 209-216, 218
医療通訳育成カリキュラム　214
医療通訳研究会（MEDINT）　70
医療通訳支援　150, 154, 161, 163, 168,
　209-212
医療通訳士協議会　74, 215
医療通訳士倫理規定　75
医療扶助　60, 66
医療扶助制度　60
インドシナ難民　62
インフォーマル・インタビュー　135
インフォームド・コンセント　ii, 88, 89, 92,
　111
オールドカマー　10

か

海外在留邦人　43
外国人研修生　51
外国人高齢者と介護の橋渡しプロジェクト
　150, 218
外国人集住都市会議　70
外国人登録法　15
外国人登録令　57
外国人労働者　50
介護通訳　150, 152, 153
皆保険制度　3, 105

249

回民　　170, 173, 174, 177, 207
樺太等残留邦人　　146
患者の権利と義務　　130
患者の満足度　　206
帰化　　14, 40, 171, 172
基幹病院　　107
技能実習生　　51
基本的人権　　56
救急未払い医療費補助制度　　67
経済連携協定（EPA）　　10
健康格差　　77-79, 82, 99, 101
健康日本 21　　99
健康の社会的決定要因　　99
公衆衛生法　　68
公民権法　　81
行旅病人及び行旅死亡人取扱法（行旅病人法）
　　67
国際人権規約　　62, 129
国籍条項　　4, 57, 58, 61, 62, 68
国籍法　　63
国民健康保険　　4, 63, 64
国民健康保険法　　57
国民年金法　　63
戸籍法　　42, 64
国家賠償請求訴訟　　141, 220
コミュニティ通訳　　70, 215

さ

在日韓国・朝鮮人（在日コリアン）　　3, 57, 90
在留外国人統計　　15
支援・相談員　　145, 154
死産率　　38
失語症　　217
児童手当　　61
児童福祉法　　61, 68
児童扶養手当　　61
住民基本台帳　　69
住民基本台帳制度　　14
受診抑制　　93, 99, 105, 178, 189, 203
出入国管理及び難民認定法（入管法）　　61
出入国管理統計　　16
出入国管理令第 24 条　　60
自立支援通訳　　145, 154

自立指導員　　154
人口動態統計特殊報告　　15
新生児訪問　　47
新成長戦略　　11
ステレオタイプ　　84, 123
生活実態調査　　141, 142, 196
生活保護　　51, 59, 140-142, 161, 162, 178,
　　180, 197
生活保護法　　59, 66
生存権　　4
生地主義　　63
世界人権宣言　　4
ソーシャル・キャピタル　　99, 219

た

大統領令 13166　　81
多文化共生　　222, 223
多文化共生の推進に関する研究会　　8, 69
中国帰国者　　i-iv, 43, 49, 98, 135-220
中国帰国者支援・交流センター　　137, 140
中国帰国者定着促進センター　　140
中国残留孤児（残留孤児）　　63, 138, 139
中国残留孤児・婦人　　i, 219
中国残留孤児等実態調査　　135
中国残留婦人（残留婦人）　　138, 139, 170,
　　179, 185, 190, 196
中国残留邦人　　136, 137
中国残留邦人等の円滑な帰国の促進及び永住帰
　　国後の自立の支援に関する法律　　139
同化　　154, 196, 206
同化政策　　iii
東京オリンピック・パラリンピック　　8
特定非営利活動法人神戸定住外国人支援セン
　　ター（KFC）　　146, 147, 155, 156
特定非営利活動法人多言語社会リソースかなが
　　わ　　71
特別児童扶養手当　　61
特別身元引受人制度　　139

な

難民認定　　29
難民の地位に関する条約（難民条約）　　62
日中国交回復　　137

索　引

日本国憲法　4, 55
日本籍マイノリティ　14
入院助産制度　61, 68
ニューカマー　10, 64
乳児死亡率　39
認知症　217
妊婦検診　47

は

バイアス　102, 123
パターナリズム　95, 208, 215
パブリック・ヘルス　80, 102
浜松宣言　70
非嫡出子率　32
被用者保険（職域保険）　58
父兄血統主義　63
不法残留　13, 27, 60
父母両系主義　63
プライマリーケア　85, 107, 169
プロトコール　124
文化大革命　190
文化的および言語的マイノリティ　1, 4, 11,
　　102, 197
母子健康手帳　47, 61, 68
母子保健法　61, 68

ま

マージナル　iv, 155, 189
マイノリティ・ヘルス　1, 80, 221-223
マイノリティ・ヘルス局　2, 80
未帰還者に関する特別措置法　137, 151
港町健康互助会　74
身元引受人　139
身元保証人　138, 139
身元未判明の中国残留日本人孤児の帰国受入れ
　　制度　139
無国籍　31
無料低額診療事業　67
メディケア　80

や

病の語り　155
養育医療　47, 61, 69

呼び寄せ家族　136, 203, 207

ら

落葉帰根　169
リプロダクティブ・ヘルス／ライツ　47
ルーティーン　175, 177, 185, 208, 214
労働者災害保険制度（労災）　59, 66

251

小笠原理恵（おがさわら・りえ）

大阪大学大学院人間科学研究科助教（大阪大学ユネスコチェア Global Health and Education 担当）、医療通訳士協議会事務局長、大阪大学医学部附属病院国際医療センター運営委員。博士（人間科学）。専門は国際保健、多文化共生、医療社会学。1993 年徳間ジャパンコミュニケーションズ株式会社宣伝部、1996 年北京中央戯劇学院・北京語言学院（現・北京語言文化大学）語学留学、1998 年北京電揚広告有限公司、1999 年上海 International SOS 有限公司を経て渡米。米国アリゾナ州で看護学を学んだ後、2004 年から中国上海市の外資系医療機関ワールドリンク・メディカル＆デンタルセンター（現・パークウェイヘルス・メディカルセンター）でクリニック・マネージャーを務め、世界各国から集まった医療従事者とともに、主に上海在住外国人に対する医療サービスの提供に従事。2011 年から大阪大学大学院人間科学研究科博士課程に在籍し、言語や文化の異なる環境下における人びととの保健医療に関する研究に取り組む。2017 年博士後期課程修了、特任研究員を経て 2018 年より現職。強靭な胃腸とどこででも眠れる特技を武器に、世界中をほっつき歩くのが好き。

多文化共生の医療社会学
―中国帰国者の語りから考える日本のマイノリティ・ヘルス―

2019年1月10日　初版第1刷発行　　　　　　　　［検印廃止］

著　　　者	小笠原理恵	
発 行 所	大阪大学出版会	
	代表者　三成賢次	

〒565-0871　大阪府吹田市山田丘2-7
　　　　　　大阪大学ウエストフロント
TEL：06-6877-1614
FAX：06-6877-1617
URL：http://www.osaka-up.or.jp

装幀　荒西玲子
印刷・製本所　（株）遊文舎

ⓒ Rie OGASAWARA 2019　　　　　　　　　Printed in Japan
ISBN978-4-87259-629-8　C3047

[JCOPY]〈出版者著作権管理機構 委託出版物〉
本書の無断複製は著作権法上での例外を除き禁じられています。複製される場合は、その都度事前に、出版者著作権管理機構（電話 03-3513-6969、FAX 03-3513-6979、e-mail: info@jcopy.or.jp）の許諾を得てください。